U0219837

Mindful Parenting for ADHD

A Guide to Cultivating Calm, Reducing Stress & Helping Children Thrive

多动症儿童的正念养育

减少父母的焦虑，增强孩子的专注

［美］马克·伯廷（Mark Bertin）／著

赵雪莲／译

中国轻工业出版社

图书在版编目（CIP）数据

多动症儿童的正念养育：减少父母的焦虑，增强孩子的专注／（美）马克·伯廷（Mark Bertin）著；赵雪莲译. —北京：中国轻工业出版社，2019.4（2024.10重印）

ISBN 978-7-5184-2090-2

Ⅰ.①多… Ⅱ.①马… ②赵… Ⅲ.①儿童多动症－家庭教育 Ⅳ.①R748 ②G78

中国版本图书馆CIP数据核字（2018）第207125号

责任编辑：林思语　　　　责任终审：杜文勇
策划编辑：戴　婕　　　　责任校对：刘志颖　　　　责任监印：吴维斌

出版发行：中国轻工业出版社（北京鲁谷东街5号，邮编：100040）
印　　刷：三河市鑫金马印装有限公司
经　　销：各地新华书店
版　　次：2024年10月第1版第6次印刷
开　　本：710×1000　1/16　印张：16.75
字　　数：137千字
书　　号：ISBN 978-7-5184-2090-2　定价：52.00元
读者热线：010-65181109
发行电话：010-85119832　　010-85119912
网　　址：http://www.chlip.com.cn　http://www.wqedu.com
电子信箱：1012305542@qq.com
版权所有　侵权必究
如发现图书残缺请拨打读者热线联系调换
241663Y2C106ZYW

译者序

《多动症儿童的正念养育》这本书正如标题所示，介绍了三个核心内容：多动症（又称注意缺陷/多动障碍，attention deficit/hyperactivity disorder，ADHD）、正念以及养育。

对于 ADHD，可能大多数人的认知还停留在片面的"多动"上，认为其症状只是注意力不集中、无法安坐，却不知道它会影响个体生活、学习和工作的方方面面。于是，在本书第一章里，作者详细阐述了 ADHD 的诊断标准以及评估的过程和意义，希望家长能够把确定孩子是否有 ADHD 作为干预的第一步。第二章从执行功能的角度，逐一讲解了 ADHD 在各个技能领域中可能出现的障碍，以此帮助读者培养大局观。

除了形成对 ADHD 的正确认知之外，选择有实证支持且适合孩子的干预方法对家长来说至关重要。然而，网络上的相关信息鱼龙混杂，再加上各种媒体和广告发布的不实信息，使得家长在做决定时尤为艰难。在这里我想强调一下，本书中推荐的所有干预策略和方法都有其科学依据，都有大量实验数据的支持，因此，不管对 ADHD 孩子的家长，还是相关从业人员来说，本书都是非常可靠的参考资料。

本书的第二个核心内容是"正念"，正念并不仅仅指冥想，而是指熟悉自己的思维习惯，从而做出更为成熟的回应。在翻译这本书的过程中，我也借机反思了自己的行为和思维定式，发现自己很难将注意力放在当前的生活上，也经常不加思考地做出习惯性的回应。

当然，正念不能包治百病，并不是说你在练习正念之后再也不会体验到压力，或者可以立刻改善眼前的问题。而是在长期练习正念之后，个体可以得到更好的专注力，减少焦虑，提升总体的幸福感。

本书在阐述"正念"的概念时，结合了第三个核心内容——"养育"。因为在养育 ADHD 孩子的过程中，家长每天都会遇到诸多挑战，需要花费大量的时间和精力，所以家长在养育孩子时承受着长期的压力。如果家长无法处理好这些压力，必然也无法给孩子提供持续、灵活和高质量的干预支持。

于是本书的第三章、第四章和第五章花了大量的笔墨，详细描述了如何利用正念来培养家长和孩子的专注力、生命力，以及如何提升他们的幸福感，帮助家长在管理 ADHD 的过程中和孩子一起建立以下技能：注意力、应变能力、创造性问题解决能力、开放的洞察力以及同理心。《多动症儿童的正念养育》击中了 ADHD 干预的核心——家庭的支持，这正是我喜爱这本书的原因，也是我希望尽可能多的 ADHD 孩子的家长可以阅读这本书的原因，只有坚强且具有思辨能力的家长才能给孩子提供最有效且持续的支持。

除了以上内容之外，相信家长以及相关从业人员还有两个尤为关心的问题：（1）如何应对孩子出现的问题行为？（2）治疗 ADHD 需要服用药物吗？在本书的第六章、第七章和第十章，作者详细讲述了如何强化孩子的正确行为、减少问题行为，帮助家长掌握科学的行为管理方法，为孩子制定和维持可行的每日常规。针对 ADHD 药物的问题，本书第九章客观地澄清了人们对 ADHD 药物的常见误解，阐述了药物的相关事实。

对于已经进入学校的 ADHD 孩子来说，他们在执行功能上的缺陷必然会影响课堂表现，作为家长的你如何介入并配合教师和学校为孩子提供支持，在第八章中作者对这些内容一一进行了讲解。如果你在练习正念之后觉得受益匪浅，希望孩子也能够一同练习，那么你可以参考本书最后一章，为孩子选择合适的正念练习。

看完本书的内容介绍之后，相信家长能清楚地认识到，这本书最适合 ADHD 孩子的家庭成员阅读，因为它几乎涵盖了养育 ADHD 孩子所需了解的全部知识。作为本书的译者，同时作为一名回国从事特殊教育的教育工作者，我真诚地向大家推荐《多动症儿童的正念养育》，希望这本书能尽可能多地惠泽 ADHD 家庭。

赵雪莲

美国康涅狄格大学特殊教育学硕士

北京殊心教育创始人

前言

与过去相比，我们现在对注意缺陷/多动障碍（attention deficit/ hyperactivity disorder，简称为 ADHD，又称为多动症）的了解越来越多。我们建立起了 ADHD 的完善科学体系，也发现了一些广为流传的治疗方法，还开发了一些教师可以使用的方法，以帮助教师满足 ADHD 学生的独特需求。

但是对于你——一个用尽一切办法想立刻解救自己孩子的家长而言，可能很难知道自己应该做什么。孩子的一些行为应该得到你的处理，而另一些行为则需要被忽略；有时候孩子需要得到你的帮助，而有时候则需要孩子自己去解决问题。一般来说，当家长能够保持冷静时，事情会进展得更顺利，但想要保持冷静，总是说起来容易，做起来难。

Russell Barkley 博士说过一句名言，"对于 ADHD 这种障碍来说，并不是不知道该做什么，而是知道该做什么却做不到。"这句话当然适用于有 ADHD 的人群，但是也同样适用于他们的家庭成员。作为家长，即使你知道如何回应孩子最理想，可能你也还是经常感到你给孩子的回应不是最好的。不幸的是，家长很多时候并不确定如何回应孩子最好。

本书将从两方面给你帮助：让你了解可以做些什么来帮助孩子，以及如何去做。Bertin 博士在书中很好地解释了有关 ADHD 的方方面面，以便帮助你做出更完善的决策。另外，本书与其他相关主题书籍不一样的地方，就在于对概念应用的着眼点——并不是应用于理想的状况之下，而是应用于现实的忙乱生活中。在本书的最后，Bertin 博士会带领你通过简单但是强有效的正念技能，来帮助你成为你想成为的那类家长——可能不够完美，但是足以帮助孩子茁壮成长。

为人父母，通常需要有灵活的期望，足够的耐心，并且有时能够接受养育策略上的转变，平衡在其中非常重要。因为 ADHD 孩子通常表现得不稳定又无法预测，所以在维持其稳定性和可预测性上的平衡时，你可能要更加小心。这样，你的孩子就知道他能期待什么，并且也能认识到当计划 A 不成功时，还有计划 B。神奇的是，你很快就会认识到，正念和意图能够帮助你：坚持计划，同时知道何时应该改变计划。

养育好带的孩子相对来说比较简单，但正是养育更有挑战性的孩子才强行要求父母成为最好的自己。本书不仅会帮助你成为一名更好的家长，还会帮助你成为一个更好的人。当你在面对所有这些困难的时候，不断挑战自己的预设。通过保持良好的习惯，用更好的行为替代不太有建设性的行为，从而慢慢成为你真正想成为的那个人。如果你可以和孩子在困难时期坚持下来，那么在生命中的其他时间里你同样也能做到。

Ari Tuckman

心理学博士，工商管理学硕士

致谢

　　我要感谢 Melissa Kirk、Jess Beebe 以及 New Harbinger 出版社的每一个人，感谢他们的支持、投入以及极富洞见的反馈。我要感谢众多朋友和同事，他们做出了巨大贡献，并给予我灵感，包括 Cynthia Braun、Candida Fink、Elio Gizzi、Jill Green、Janice Kaplan、Carol Mann、Oren Mason、Amy Saltzman、Steve Salzinger、Jennifer Swanson、Ari Tuckman、Chris Willard、Debora Yost，还有 Lidia Zylowska。我还要感谢我在书中读到过的，以及遇到过的很多正念老师。最后，感谢我的家庭和父母给予我持续的支持、幽默和智慧，他们指引着我直至现在。

　　本书的部分内容改编自我发布在《赫芬顿邮报》（*Huffington Post*）以及《今日心理学》（*Psychology Today*）上的博客。感谢这两个网站的工作人员，以及很多其他支持我工作的团队。

目录

引言

如果你的孩子有 ADHD，他可能行为冲动；他在学校的表现不尽如人意；从你进门开始，他似乎不能安静 1 秒，好让你喘口气。一股怒火涌上你的心头，于是跟往常一样，你对他大声喊叫，放弃，立下另一个规矩，或者更改之前定的规矩。而过后，你又开始谴责自己没有保持冷静，或者责怪孩子没有按你说的做。

虽然很有挑战性，但我们每个人都有能力保持正念——例如，充分而全面地意识到可能会引起不愉快情绪的事件，并在回应之前先暂停。避免在还没有主动出击之前就认定某些事情无法改变。当你在整理出下一个可以采取的最佳行动之前（或者你决定在那一刻暂时什么都不说，什么都不做），仅仅因为你抛弃了生活是无法改变的无意识认知，就可能使孩子有所收获。你的这个冲动的孩子只是今天非常冲动而已，这一点即使在你设定长期改变计划的时候也要铭记于心。

ADHD 远不止注意力障碍。它会对社交技能、沟通、晨间常规、入睡、科技产品的使用、饮食习惯、家庭作业以及任何需要协调、计划或深谋远虑的任务都造成影响。此外，孩子的 ADHD 还会对他周围的人造成影响，尤其是家人。

实际上，ADHD 通常会给父母的生活带来负面影响。当父母压力过大或觉得难以承受时，也会影响孩子。没有人能够保证，在精疲力竭的时候能有好的状态。由于 ADHD 本身就增加了家庭的压力，这使得你更难管理孩子的ADHD，而这又进一步加剧了压力。把正念融入生活可以帮助你打破这个消极的循环。

正念和你的家庭

培养你和孩子专注力、韧性和幸福的正念工具贯穿全书。这些正念工具利用了大脑自身重新连接的能力，而我们每个人在任何年龄阶段都拥有这项能力。在为 ADHD 孩子的照料提供支持的过程中，你将为你自身和孩子构建如下技能：

- 注意力和意识（与注意力分散和自动反应模式相对）

- 主动回应（与被动反应相对）

- 有目的的创造性问题解决能力（与依赖根深蒂固的习惯相对）

- 开明的洞察力（与反射性判断相对）

- 对自己和他人的慈悲（与批判和不耐烦相对）

正念历史悠久，适用于每一个人，它可以帮助我们建立多种特质，让我们能更自如地应对生活中的起起落落。临床研究已经证实了正念练习的好处，解释了为什么它会被认为是西方心理学和医学的一匹黑马。看到事物原本的模样，并尽可能改变你所能改变的，正念学习能帮助你在这两者之间找到平衡，成为自己生活的主宰者。

看清 ADHD 的本质并意识到它广泛而隐秘的影响，这对于我们的计划和成功都有着莫大的帮助。作为一名家长，同时也是专门研究儿童发展和 ADHD 的儿科医生，我对于正念给家庭带来的持续支持心生敬畏。不管文化背景和家庭动力如何，学习正念的父母都一再报告，具体的改变使孩子的 ADHD 变得更容易克服了。

养育类书籍以及心理学家经常告诫父母在生气的时候要保持冷静，或者从一种全新的角度解决旧问题。然而，我们每个人都持有相伴一生的信念和预设，这些习惯根深蒂固、极难改变。你将发现，练习正念会让这种改变更容易发生。

正念练习会彻底改变你的家庭生活，很大一部分原因是：应对 ADHD 需要毅力、灵活性、回应性以及在困难时期寻找愉悦和成功的能力。在你的心里被愤怒、恐惧或疲惫充斥时，所有这一切都难以维持。通过练习正念，你可以提高自己的韧性和幸福感，不仅你自身有所收获，你的孩子也会因此受益。

使用本书来支持多动症儿童的照料

你是一名家长，你非常忙，你已经尽力了，没有人想把事情搞得一团糟。更重要的是，你不可能每一次都把事情做得恰到好处，因为很多时候，在养育的决定上并没有明确的对错之分。

任何你设定的管理孩子 ADHD 的计划都有进展顺利和不顺利的时候。有时你可能会忘记执行这个计划；有时计划可能在一段时间内是有效的，过后就需要进行调整。这些都使得家庭生活忙上加乱，尤其是当 ADHD 还涉入其中时。

按顺序阅读本书的章节，然后根据你的需要重新回顾特定主题。如果你中途把书放下了，那么等到时机成熟的时候再翻阅。你需要预见到有什么会让你分心，阻碍你执行计划，每一次让你分心的事物出现后，让自己意识到这一点，然后重新开始。

ADHD 是一种经常被人们误解的复杂障碍，《多动症儿童的正念养育》为管理 ADHD 提供了详细的建议。从全面理解什么是 ADHD 及其对孩子发展的影响开始，着手应对 ADHD。本书首先会解释，寻求高质量评估以判断孩子是否有 ADHD 时，你需要知道些什么，然后讨论教学计划、沟通和行为，以及 ADHD 对儿童青少年日常生活的隐性影响。

多样化的正念练习会使得管理 ADHD 更为简单，正念练习将帮助你针对管理 ADHD 的各个方面开发新的方法，从改善晨间常规到与教育工作者合作。简而言之，你很快也将发现，正念对传统 ADHD 照料的每一个步骤都做出了补充和提升。

本书每一章的内容都简明且实用。你可以复印每章末的"行动计划"，将其贴在显眼的地方，以此提示自己。当你在坚守初衷（不管是关于正念练习还是帮助孩子）的过程中迷失了，你要把自己引导回原来的道路上。在这条路上，你会重新发现每个家庭都应得的健康、快乐和从容。

可供下载的材料

部分正念练习的引导音频，本书中的一些工作表和每章末的"行动计划"，"粉碎 ADHD 的谣言""处理障碍美国国家声明"等附加讲义，以及成人 ADHD 自陈量表都可以用微信扫描以下二维码下载：

第一章

开启养育多动症
儿童的正念之旅

阅读本章你可以：

- 理解作为一种医学障碍的 ADHD 如何影响儿童及其父母

- 分辨你的孩子是否有 ADHD

- 认识到，知道你的孩子有（或没有）ADHD 会对你的家庭有所帮助，与是否治疗无关

- 通过你自己的正念练习来支持家庭

如果你正在阅读这段话，那么很可能你或你认识的人已经对你的孩子产生了一些疑问。可能你的孩子总是随便冲到马路上，有些事你跟他说第一遍的时候他似乎从来不听，他疏远其他孩子，暴饮暴食，或者在学校里表现不好。他可能很难专注于游戏或学业。你对此很担忧，这让你倍感压力、难以承受，这一切都与你当初对为人父母的构想相差甚远。

梳理接下来应该做些什么依旧令人却步。问题和疑惑层出不穷：

- 我应该和谁谈论我的问题？
- 我真的应该找别人说这个问题吗？也许我才是问题所在。
- 我应该可以自己搞定这件事。
- 对于这个年龄段的孩子，到底怎么样才是正常的呢？

了解评估的益处

在判断你的孩子是否有 ADHD 时，最重要的是要记住：评估仅仅是一个尝试收集信息的过程。评估是解决问题的第一步，并不会导致任何特定的结果。

当你开始理解孩子行为的原因时，他到底有没有 ADHD 是有差别的。你需要区分孩子的哪些行为属于正常发展的范畴，哪些行为有点奇怪但总体来说没什么大问题，而哪些行为需要得到额外支持。但无论情况如何，你与孩子越早开始培养新的技能和习惯，事情进展得就会越顺利。

很多时候，关于是否要做评估以及如何治疗的决定都让人无比纠结。有一些家长不想做评估，因为害怕孩子被贴上 ADHD 的标签。而实际上到现在为止，不论诊断结果如何，大部分关于儿童发展的建议都具有教育意义，也有所助益。因此，如果你的孩子被诊断为 ADHD，了解这一点能够帮助你更好地理解他的经历，并且为改善状况设计更为清晰的计划。

在寻求评估时，你可以请发展儿科医生、精神科医生、神经科医生或心理学专家来指导整个评估过程。你也可以向孩子的儿科医生、家长教师协会或为家长设立的组织［比如，儿童及成人注意缺陷障碍（Children and Adults with Attention Deficit Disorder，CHADD），或影响 ADHD（ImpactADHD）］寻求建议。如果评估没有发现孩子有 ADHD 或其他发展问题，那真是个天大的喜讯！即使孩子没有 ADHD，你也可以做很多事来帮助你和孩子更加顺利地成长。

定义 ADHD：不只是注意力的问题

注意缺陷／多动障碍（attention deficit/hyperactivity disorder，ADHD）是一种发展性障碍，一般特征是注意力不集中、多动、冲动以及与自我管理相关的诸多问题。要做出 ADHD 的诊断，其症状必须显著不同于同龄孩子的典型行为，并且对生活造成了一定影响。ADHD 不是行为障碍，而是儿童发展障碍。

ADHD 之前曾被称为注意缺陷障碍（attention deficit disorder，ADD）。该子类型是按照主导症状进行分类的：注意力不集中，多动／冲动，或者两者皆有。很多 ADHD 孩子主要与更隐性的内部症状做斗争。虽然"多动"这两个字仍旧包含在 ADHD 的名称里，但是实际上 ADHD 孩子也可能完全没有多动表现。

练习：着眼于积极面

孩子的幸福和韧性取决于大人对他们优点的肯定。孩子有一些优点很明显：活泼快乐，幽默，善良，温暖，有想象力。而有时，着眼于积极面可能意味着你需要在更难应对的特质里面寻找闪光点。比如，培养固执倔强的孩子可能很有挑战性，但是随着他的成熟以及你对他棘手行为的指导，他顽强和坚持的能力就会变成优点。

很快，你就要开始处理与孩子有关的问题了，无论是什么问题，那都是你最为担心的。但就本练习而言，你只需要把孩子的优点大略记下来。每当你在前进的过程中想寻求关于你孩子 ADHD 的答案时，就可以参考这个清单，以此帮助你顾全大局。

我的孩子的优点：_____

_____

_____

_____

_____

有 ADHD 意味着什么

一个多世纪以来，大众文化和医学文献里都有对 ADHD 症状的描述。我们来看一下这首 19 世纪的德国童谣（Hoffman，2004）：

"让我看一看，菲利普能不能成为一个小绅士；

让我看一看，他能不能安静地坐在桌子旁"：

爸爸让菲利普好好表现，

妈妈也看起来很严肃。

但是焦躁的菲利普，

他不能安静地坐着；

他扭啊扭，嘻嘻笑，

然后，我把秋千摇一摇，

把他的椅子往上抬一抬……

ADHD 的医学探讨可以说由来已久，但是直到最近人们才开始使用

ADHD 这个术语。因此，虽然我们对 ADHD 的认识在过去的几十年里突飞猛进，但实际上就这一障碍本身而言，它在很早之前就已经被人们注意到了。

现代社会节奏过快，使得外界出现了太多干扰，以至于人们有时候认为这些干扰就是造成注意力障碍的主要原因，然而，ADHD 是一种特定的医学疾病。遗传研究、大脑成像以及多种生物危险因素（比如胎儿酒精综合征）清晰地定义了，与个体大脑某个特定区域发展出现问题相关的障碍，与个体所处的环境完全无关（Barkley，2006）。

从广义上来讲，在 ADHD 个体身上，负责一系列自我管理技能的脑区都不活跃。健忘、时间管理不当、分心、充耳不闻、沮丧时过度情绪化等这些长期问题都反映了特定认知能力的不足。就像一些人比其他人更容易学会画画、投篮或弹奏乐器一样，计划、记忆以及集中注意力这类技能也受基因影响。

ADHD 通常以一组基于神经病学的症状为特征，这些症状分为两大类：注意力不集中，多动/冲动（American Psychiatric Association，2013）。

注意力不集中

- 经常注意不到细节，或者犯粗心的错误
- 经常很难把注意力集中在任务或游戏上
- 经常在别人对其说话时表现得充耳不闻
- 经常不遵守指示，无法完成学校作业、家务或工作
- 经常在组织规划任务和活动上有困难
- 经常拒绝、讨厌或不愿意做需要长时间集中精神的任务（比如学业任务或家庭作业）
- 经常遗漏完成任务和活动所必需的东西（学校材料、铅笔、书本、工具、钱包、钥匙、文件、眼镜、手机等）
- 经常容易分心
- 经常在日常生活中丢三落四

多动／冲动

- 经常摆弄或拍打手脚，或在椅子里扭动

- 经常在要求安坐的情境中随意离开座位

- 经常在不恰当的情境中乱跑或乱爬（在青少年或成人期，该症状可能会减弱为感到坐立不安）

- 经常不能安静地参与游戏或休闲活动

- 无时无刻不在动，仿佛装了马达

- 经常无休止地说话

- 经常问题还没问完，答案就脱口而出

- 经常难以等待自己的顺序

- 经常干扰或打断他人（比如插话或打断别人的游戏）

你可能会发现，以上很多症状也是正常发展的一部分。如果没有明显和持久的影响，它们基本上只能算个性表现，并且有一些会随着年龄的增长而改变。换句话来说，一个不专心或冲动的孩子，只要在生活各个领域中的表现没什么问题，就不可能有 ADHD。同时，就像前文中提到的，只有在这些症状实际干扰到孩子的生活时才能诊断为 ADHD。

接纳差异和多样性才是生活的调味品，这已是老生常谈。当然，幼龄孩子通常都是多动、冲动的，也很容易分心。但是当这些问题长期、无意地影响了个体的幸福成长，那么家长就要有所行动了。如果 ADHD（或其他障碍）阻碍了孩子的成功，不管涉及的是游戏、学习、关系、自尊还是其他生活领域，我们都要找一找其中的原因。

关于 ADHD 的一些重要事实

- 基因对 ADHD 的影响几乎和身高差不多。高的人生出来的孩子一般都比较高，与是谁抚养长大的并无关联。有 ADHD 的人生出来的孩子患 ADHD 的概率较高，与孩子是谁抚养的也没有关系（Biederman et al., 1995）。

- 如果同卵双胞胎（即使被分开抚养）中的其中一个孩子有 ADHD，另一个有 ADHD 的可能性高达 80%。如果是异卵双胞胎，这个可能性大概是 30%（Gilger，Pennington，& DeFries，1992）。

- 如果直系亲属有 ADHD，那么孩子有 ADHD 的可能性是一般人群的 3~5 倍。

- ADHD 的发病率在全世界都比较相似，大约占儿童总人数的 5%（Polanczyk et al., 2007）。

- 一般来说，对比其他个体而言，ADHD 个体的额叶（以及其他相关脑区）较小，活动性较低（Dickstein et al., 2006）。但是，这与智力并不相关，而与自我管理技能（尤其是第二章的主题"执行功能"）相关。

评估 ADHD 或排除 ADHD 的可能性

ADHD 的诊断是一个非常耗时的过程，它并不能仅依据一个测试或者一个来源的信息就下定论。下面是专家诊断 ADHD 所需的步骤，虽然简短，但是比较完整，每一步骤在后文中都有更为详细的描述。

- 记录个体一段时间内在不同场景中的症状
- 确保不是其他类似 ADHD 的障碍或共存疾病
- 判断个体的生活是否遭受损害

记录个体一段时间内在不同场景中的症状

即使现在有着近乎确凿的大脑研究，确诊 ADHD 也仍旧不存在所谓的黄金准则，尽管这听上去多少有些令人泄气。ADHD 的诊断实际上是一个尝试证明其症状的存在、持续，并且对生活造成一定影响的过程。诊断的第一步是找到在不止一个情境（家里、学校或其他地方）中的注意力不集中或多动／冲动症状。

ADHD 在不同情境中的症状是不一样的，因此，不同的人对 ADHD 症状的描述可能也不一样。举个例子，一个被老师报告有严重学业问题的孩子可能在家里并没有什么问题，或者家长担心的一些方面老师却没有发现。ADHD 的症状也可能会对孩子生活的其他部分造成一些影响，比如课外活动，和同伴相处，或日常事务的自我管理。实际上，正如我们在第二章中讨论的那样，ADHD 的名字"注意缺陷／多动障碍"实际上只描述了其常见症状表现中的冰山一角而已。

本书中 ADHD 的诊断方法比较强调记录常见症状的行为清单。有效的儿童期量表包括《康纳斯父母和教师评定量表》（Conners，1998），《范德比尔特评估量表》（Wolraich et al., 2003），《SNAP 评定量表》（Atkins，Pelham，& Licht，1985），《布朗 ADD 量表》（T.E. Brown，1996），以及其他一些量表。所有这些量表都应该在咨询专业人士之后再解读。你可以使用这些量表来收集信息和整理思绪，但是绝对不能凭借这个结果来自行诊断（或者排除 ADHD 的可能性）。

孩子在现实世界中的体验远重要于任何调查问卷的分数。筛查表的正确率接近于 80% 则可以被视为可靠的，也就是说有约 1/5 的筛查表结果可能不正确。比如，这些筛查表在判断外表开朗、表现良好但是存在内在症状（白日梦、健忘等）的 ADHD 孩子时经常不太灵敏，尤其是在忙乱的家庭和教室环境中。因此，对个体的整体生活情景有一个清晰的认知比任何测试分数都更为重要。

专业的评价涉及直接对孩子及其父母的了解，还包括其他多种来源的信息。即使是直接的观察也有局限性，因为很有可能在安静的一对一场景中（比如专家办公室）症状并不会出现。系统的临床医生会整合孩子的详细医疗和发展史、学校记录和教学测试情况、治疗师的反馈以及任何其他可获得的信息，来综合拼成一幅更全面的图景。

要考虑到孩子的年龄

为了确认可能的诊断，孩子的发展必须和同龄同伴进行比较。对幼儿园孩子的要求显然与五年级孩子不一样，同样地，对高中生的期望也与大学生不一样。

你可能会惊讶地发现，甚至在学龄前儿童身上就可能做出 ADHD 诊断。在这个年龄段的群体中，正常发展的界定范围很大，较短的注意广度和较高的活动水平都是正常的。然而，如果孩子过于活跃或注意力不集中而导致不能正常社交、对自己造成伤害或者不能进行与年龄相符的游戏，就需要进一步的评估了。

也就是说，随着孩子年龄的增长，对其要求也会逐步提高，而在此之前，那些轻微的和更内在的症状（比如无组织性和注意力分散）可能不会那么明显。ADHD 对个体生活的影响可能要到上高中、大学甚至之后才会变得明显。因此，虽然我们的目标是在儿童早期就能做出诊断，但这并不总能实现。

评估的另外一个关键要素是确保对孩子的要求符合其年龄阶段。现在社会对于年幼孩子的学业要求越来越严格，也使得 ADHD 误诊和过度诊断的可能性越来越高。在强调早期学业和测试的背景之下，正常发展的幼龄孩子也有可能在教室环境中难以集中注意力，表现差强人意（Morrow et al., 2012；Hinshaw & Scheffler, 2014）。这些孩子也可能会因此对学校产生焦虑和压力感。

> 把决策层的担忧（社区内被诊断为 ADHD 的孩子太多了）和可能有 ADHD 的个体的需求区分开来是十分必要的。可能存在误诊这个事实对确实存在 ADHD 的人来说并不重要。综合的评估会把"正常发展"看作一个孩子众多发展可能性中的一种。

确保不是其他类似 ADHD 的障碍或共存疾病

评估的另一方面是考虑其他可能存在的因素。并不是每一个在集中注意力、社交或处理行为问题方面有困难的人都有 ADHD。下列是一些可能会与 ADHD 混淆的常见问题：

- **发展障碍**：发展迟缓（言语、动作、社交或其他技能），认知损伤，自闭症谱系障碍或学习障碍。
- **心理健康状况**：焦虑，强迫症，抑郁，双相障碍，创伤性环境或忽视。
- **身体健康状况**：睡眠呼吸暂停或其他睡眠障碍，甲状腺疾病，缺铁或失神发作。

筛查这些可能的疾病往往很简单，就是看看有没有特定的证据能够指向其他诊断。有类 ADHD 症状的其他医学或心理疾病大多数都伴随着与这些疾病相关的症状。如果孩子有甲状腺疾病，那么他会有相应的医学症状；有自闭症的孩子，在社交、沟通以及游戏上会有显著的迟缓；而有焦虑症的孩子，就会有焦虑的症状；其他疑似障碍也是如此。

即便如此，将近 2/3 的 ADHD 人群都同时患有另一种疾病（MTA Cooperative Group，1999）。任何评估在开始阶段都必须考虑这种可能性，尤其是因为这些共存疾病可能具有相当的破坏性。经常与 ADHD 共同出现的疾病与容易被混淆成 ADHD 的疾病几乎是一致的，这也是经验丰富的专业人士对评估过程至关重要的原因。

举个例子：ADHD 是一种会对生活管理造成损害的障碍，因此连带地就会引发很多焦虑。另一方面，焦虑本身会使个体难以学习和集中注意力。此外，大约 1/3 的 ADHD 个体都伴有焦虑症。不管是谁在给你的孩子做评估，都必须从一开始就考虑到所有的这些可能性。

最后，要记住 ADHD 的诊断只是一个判断。如果有人觉得除非存在看似综合的干预，否则诊断为 ADHD 并不能使状况有所改善，那么就需要重新考虑这个诊断的正确性。但是，考虑是否遗漏了共存疾病或另一种干预方法是否更有效也同样重要。

问与答

问：我还是孩子的时候也到处乱跑，在学校里表现也不是很好，但是现在我过得很好。为什么那时候一切正常，现在就要被称为 ADHD 呢？

答：将你之前的经历反映到孩子身上是有道理的，因为 ADHD 受基因的影响非常大。有时这种情况甚至会导致父母很晚才去寻求帮助。但是对于 ADHD 诊断来说，生活上受到损害是必要条件，因此如果你的生活在儿童期完全没有受到影响，那么你并不符合标准。也许你的孩子受到的影响比较大。从另一方面来说，也许你在某些方面遭受了困难，现在你可以帮助孩子避免这个问题。

判断个体的生活是否遭受损害

由于 ADHD 对生活造成的损害可能非常大，比如严重的行为爆发或学业危机。这种损害也可能不那么夸张但是仍旧无法忽视，比如破裂的关系、低自尊或高度的压力和焦虑。

目前大众对于 ADHD 的刻板印象还停留在不良行为（多动和冲动）或学业失败（做白日梦和无组织性）这种不全面的观点上。就像我们将在第二章中讨论的那样，很多孩子表现出来的 ADHD 相关损害是非常细微的，尤其随着孩子年龄的增长，表现更不明显。而即使这些孩子行为得体或获得了学业成功，他们也可能满足 ADHD 的诊断标准。

 练习：评估 ADHD 的影响

以下是一些与 ADHD 有关、在现实生活中较为常见的挑战，这些都源自早前在本章中列出的症状。检查你的孩子是否出现了以下情况，如果出现，你可以在评估的过程中对此进行讨论。

☐ 在维持或转移注意上有困难

☐ 对喜欢的活动过度集中，以至于完全容不下任何其他事物

☐ 烦躁不安、多动以及冲动

☐ 无组织性、健忘以及粗心大意

☐ 拖延或其他时间管理上的困难

☐ 在记住常规和遵循指令上有困难

☐ 在行为或学业上表现不稳定

☐ 社交和沟通困难

☐ 睡眠问题

☐ 过度进食、进食障碍或体重过重

☐ 在阅读、写作或数学上有困难

☐ 处理听觉信息有困难——似乎并不总能听到或理解他人所说的内容

☐ 较差的协调性或空间意识

☐ 由于注意力分散、冲动或其他自我管理方面的问题而造成频繁受伤或事故

☐ 物质滥用和吸烟

测试与临床判断

正如前文所述，目前并没有一个单一的测试可以作为诊断 ADHD 的依据。ADHD 对大脑发展会造成一定影响，随着我们对此了解的逐步加深，评估的准确性也随之增加。但是就目前来说，与其他很多医学疾病一样，确切的诊断大部分还是依靠专业人士的判断。即使神经心理学测试包含了非常多种对认知的标准测量，在现实情境中还是有缺陷。它可能会遗漏在教室、家庭或游戏中显现出来的 ADHD 相关损害，而这些方面通常非常重要。

你可能听到过一些言论声称现在对大脑功能已经有更具体的测量方法了。比如，用电脑测试注意力或测量大脑电活动的数据来构成评估。虽然存在具体的 ADHD 测试这一说法令人欣慰，但实际上这些测试对确诊 ADHD 来说还是不充分。评定量表能够更为准确地测量个体的实际经历，而临床洞察力胜过评定量表和大脑测试。

正念的角色

当父母的压力感降低后，他们对迎面而来的挑战就可以更专注，更敏感，并且在认知上更灵活，那么他们的孩子显然会受益良多。当父母对自己和他人的判断没有那么固执己见时，这种视角就会改变他们与世界的联系，包括 ADHD。正念本身并不会治愈任何东西，但是它会建立支持父母和孩子双方幸福的特质，从而对 ADHD 造成影响。

Amy Saltman 医生在她的书《平和依旧之处》里将正念定义为"带着善意和好奇，专注于此时此刻，然后选择你的行为"（Saltzman，2014）。虽然这句话对正念的描述已经非常完美了，但是仍旧无法完全展示出正念对每个人在每一天里的具体价值。"正念"这个词指代的是一种体验，一种常识性的、我们很容易接触到但却很难用一句话来总结的体验。

接下来，本章将开始讲述练习和建立正念的方法。但是在开始前，我们先来仔细看一看什么是正念，什么不是正念。

作为技能集合的正念

当现实生活没有与我们的预期相符时，压力就由此产生了。这种情况可大可小，大到我曾经想象自己结婚之后就会永远幸福，但是我现在却要离婚了，也可以小到我特别想吃奶酪汉堡，却发现奶酪已经卖光了。如果我们最近享受了一次假期，可能就会尤其宽宏大量，更容易接受失望的情绪（至少可以接受奶酪汉堡那种程度的失望），继续我们的生活。但是如果头一天晚上没睡好还和老板吵了一架，没有奶酪这件小事可能就会引发很严重的心理崩溃。绝大部分情况下，在面对压力情境时我们的观点和态度非常重要。

对我们即刻的体验给予全部注意力，指的不仅是集中于外部因素（没有奶酪），还有我们嘈杂的内心（这种事情怎么老发生在我身上，哪个笨蛋会在汉堡店买不到一个奶酪汉堡）。我们不能期望在每个情境都非常愉快，但是我们却用自责（我不应该因为一个奶酪汉堡就大动肝火），反思（如果我是个素食主义者，那这种情况压根儿就不会发生），预测（不会有什么改变的），或其他负面思绪引燃我们精神的火种，极大加剧负面体验。

《宁静祷文》（*Serenity Prayer*）* 很好地描述了正念："愿我有能力改变我能改变的事物，接受不能改变的事物，拥有看见差异的智慧。"保持正念，不管感受如何，我们都可以不过分纠结地接受当前的现实，与此同时，在准备好之后积极主动地继续我们的生活。泰然处之，平和且自如。

此外，还有另一种理解正念的方法：正念是一种可以让我们更好地意识到围绕着我们的万事万物以及自己思绪的能力。通过这种意识，我们会更熟悉自己的精神习惯，增强自己在任何时刻挑选并抉择（不期望绝对的成功）哪些需要继续、哪些需要后退的能力。

---

* 由美国神学家 Reinhold Niebuhr 写的祈祷文，后来被称为宁静祷文。——译者注

我们还会建立主动回应的一般特质，而不是被动反应。我们在自己的经历（没有奶酪）和接下来选择采取的行动之间创造了更多的空间。或者我们可以选择让自己什么都不做什么都不说，放空所有的反思、计划或想要弥补一切的强迫冲动：我很失望，但是没有时间去别的地方了。我还可以点什么呢？

把我们的存在放在显微镜之下观察显然不是我们的目标，我们想要的是将更温和的专注力与接受的方式进行平衡，能够不加自我评判地认识到自己的认知倾向。我们可以培养对自己和他人的慈心，并认识到一旦自己暂停和给予注意，可能就会发现，实际上每个人都在以自己的方式寻找生命的快乐和平和，即使我们似乎把事情弄得一团糟。

关于正念的常见困惑

关于正念和冥想的关系总是存在很多误解：它们是一样的吗？我们必须练习冥想来实现正念吗？正念指的是花几个小时一直安静地坐着，然后假装很开心吗？

正念冥想是一种特定的心智训练类型，旨在打破一个普遍模式：我们总是心不在焉地生活，不能对当下发生的事全身心投入。我们总是处在自动化模式中，依靠习惯行事，经常做出被动反应的行为。相反，练习正念冥想可以让我们更加专注于生活原本的模样，不论好坏，也不逃避或祈求运气。不仅当你思绪繁杂时可以冥想，当预料到你的思绪将变得混乱时同样可以冥想。

正念，从另一个角度来说，指的是一个更大的组合：一个帮助你管理生活的认知技能的特殊集合。正念并不一定需要冥想，但冥想是一个培养正念的有力途径。它们是相关的，但并不等同。

西方背景下的正念

正念并不是心灵修行，除非你有意为之。在过去的几十年里，科学家

Jon Kabat-Zinn 和很多其他人让有几世纪历史之久的佛学概念在西方世俗中流行了起来，即使那时的西方社会并没有这种宗教背景。不管你是芝加哥的商业领袖，巴尔的摩市中心的孩子，还是西藏山顶的隐士，正念都可以帮助你构建技能和观念，以培养对生活本质更广义的平衡感——尤其是真正意识到，每个事物都在改变，没有什么是永恒不变的，生命充满了不确定性。

正念学习可以让你的压力得到缓解，但绝不能保证彻底消除压力。不管你做什么，压力都会持续存在。不管你有没有练习正念，你仍旧会体验到生活中的起起伏伏。虽然你的压力承受度会得到改善（研究结果支持了这一点），但是对于一些人来说，正念并不会立刻改变什么。正念练习并不能"包治百病"，也不是某种急救措施。正念并不与压力特定相关，而旨在建立个体的总体韧性和安康。

实际上，正念是一种伴随一生的训练。即使当练习很困难，而且似乎没有任何改变的时候你还能继续坚持，那么你终将感受到变化。正念比较像长期的肢体训练，而不是类似膝关节手术或一剂量抗生素这样的紧急干预手段。

为了健康大脑的正念

你去锻炼很可能不仅仅为了强健肺、胳膊或大腿，而是希望保持整个良好的形体。同样，正念练习的目的不是得到特定的提升，比如更好的专注力、更小的压力或更少的被动反应；而是，你通过不断的努力来支持精神的总体幸福状态。这不仅会改善你自己的生活，你的家庭和任何经常与你接触的人都将有所受益。

作为一名在西方医学背景下得到训练的儿科医生，正念的科学基础对我而言非常重要。研究显示，练习正念会导致大脑具体的物理改变（如 Lazar et al., 2005；Leung et al., 2013），包括涉及专注力和情绪调节的改变（Desbordes et al., 2012）。其他几百项研究也揭示了正念可以带来无数生理和心理益处，会使免疫功能、慢性疼痛、焦虑和抑郁等一切都有所受益（Davidson et al.,

2003；Goyal et al., 2014）。大脑具有可塑性，不论我们通过精神练习体验和强化了什么，都会经由可测量的身体成长反映出来，这种变化贯穿了我们的一生。因此，只要你觉得合适，你就可以把正念定义为强健认知训练。

随着你对本书内容的深入了解，你要始终记得，"正念"只是一个词而已——一个并不能完美涵盖它所包含内容的词汇，正念背后包含的概念才是真正重要的。在你阅读本书的时候可以尝试自己去发掘这些概念。

 实践：正念进食

与其他活动一样，进食可以诠释自动化生活的概念。即使是我们最爱的食物，大部分人在刚吃几口后就很难再注意到食物的味道了。我们决定在哪儿、什么时候以及如何吃几乎都取决于我们之前总是在哪儿、什么时候以及如何吃的，即使我们知道有更好的办法。

当我们没有把注意力分给进食时，我们对食物的享受度就降低了，进食方式也没有那么健康。我们并不仅仅在饥饿的时候进食，还可能因为我们感到沮丧或者看到了某个诱人的甜点。我们吃得很快，遗漏了从胃部慢慢传上来的"我饱了"的信号。认识到这种习惯性的模式（因此不像看起来那样不可改变）是改变的第一步。

下面是一个正式正念进食练习的指导（引导音频"正念进食之葡萄干练习"可供下载。本书提供的引导音频的指导语与以下文本略有不同，仅供参考。）——在正念项目中很常见的初始练习（如 Kabat-Zinn, 1991）。选择任意一种食物，最好是你能够拿在手里的食物。想象你完全不确定它能吃还是不能吃——仿佛你第一次见到这种食物。花一些时间体验以下过程，探索伴随你注意到的所有想法和情绪的感觉。

从视觉开始：这个物体看起来是什么样的？是什么颜色的？光线照在这个物体上，或者你移动它时，出现了什么变化？你还看到了什么？

这个物体摸起来是什么样的？它有重量吗？你移动它的时候出现

了什么变化？

它有香味吗？

你移动它的时候是否发出了声音？

暂停一下，注意：你的思绪飘向了哪里？你有什么特别的感觉吗？你觉得无聊、不安或尴尬吗？你对尝试品尝这个东西感到激动，还是怀疑它对自己是否有帮助？识别这些体验，然后把注意力拉回到本项练习中。

选择你想在哪个瞬间把这个物体放到唇齿之间。然后在进行下一步之前先暂停。

现在把这个物体放进你的嘴里，加入味觉的感知。觉察食物的味道，以及每个感官体验到的变化。

只咀嚼一次，然后暂停。回顾你感受到的每个细节，包括5种感觉（视、听、嗅、味、触），你的思维，还有你的感受。当你的注意力开始飘移时，重新回到练习中来。

继续带着同样的意图咀嚼。当你咀嚼的时候，味道、气味或生理感觉是否发生了改变？

在吞咽之前，先暂停一下，决定什么时候吞咽食物，然后再吞下去。你能感觉到食物通过你的食道一路移向你的胃吗？

以同样的方式进行每一次咀嚼，持续下去，直到你决定练习可以结束为止。

你一直都可以选择注意自己的进食。练习在两次咀嚼之间放下食物，有意识地决定何时吃下一口。在选择食物之前先暂停，但不要强硬地要求自己，而是意识到你是可以选择的。同样，在准备食物的时候也全身心投入，让你的思绪集中在当前的活动上，而不是被担忧、计划或其他思绪所干扰。以这种方式，你可以通过日常体验来建立给予生活全部注意力的能力，生活值得你这么做。

正念进食的几点建议

- 没有时间用这种方式完整吃完一顿饭？那么可以在刚开始吃的时候加以正念的意识。
- 利用零食和咖啡时间，或一天中与之类似的时候，留给自己专注于进食的时间；你的周围并不一定必须是安静的。当你被困于分散的思绪或不好的情绪中时，把你的注意力重新引回当下的体验上：伴随周围所有的这些噪音和嘈杂，我身处其中，坐着喝一杯热咖啡。
- 使用小的盘子或碗，在重新装满食物之前先暂停。
- 进食的时候关闭手机和电视，减少注意力被分散的可能性，并且确保你给予孩子直接的关注。

从今天开始运用 ADHD 的正念方法

如果"正念"这个词对你来说比较奇怪，那就把这个词抛到一边。你依旧可以从以下方法中受益：花一些时间自我照料，关注自己的体验，建立诸如慈悲、主动回应（而不是被动反应）以及问题解决的灵活性这类认知特质。改变不仅是可能的，还是必然的，我们每个人都拥有可以影响自己未来生活的潜能。你可以使用任何你觉得合适的词汇来描述你的目的。

为了管理孩子的 ADHD，你需要对他的能力和优势做一个客观的分析，这是一项比表面上看起来更微妙的任务。只有这样，你才能够细致地计划如何构建孩子的技能，并设定代偿策略来帮助孩子克服 ADHD。你需要鼓励恰当的行为和努力，但是依然要时刻铭记，你的孩子在任何时候都有尽他最大的努力，即使出现了 ADHD 这只拦路虎。

行动计划: 开启管理 ADHD 的正念之旅

如果你不确定你的孩子是否有 ADHD, 请使用下面的清单来协调评估。如果你的孩子已经接受了诊断, 请使用这个清单开始你的正念练习。让你的家人也参与这一新的旅途, 从现在开始, 一步一步慢慢改变。

☐ 寻找准确的资料让自己了解 ADHD:
　　☐ 从本书开始, 本书所有的内容都有实证依据。
　　☐ 浏览可靠的 ADHD 家长网站 (如 CHADD 或 ImpactADHD)。
　　☐ 浏览美国儿科学会 (American Academy of Pediatrics) 网站上列出的 ADHD 相关信息。

☐ 联系一位了解 ADHD 并且能够做评估的专家。一般来说这名专家可能是发展儿科医生、心理学专家、神经科医生或精神科医生。可以考虑从以下途径获取专家资源:
　　☐ 使用在 ADHD 网站上的转介功能。
　　☐ 询问孩子的儿科医生, 寻求转介。
　　☐ 询问当地组织, 如家长教师协会。

☐ 一旦你找到了能为孩子做评估的专家, 请与专家确认评估过程包括对孩子以往信息的回顾、新信息的收集以及共存疾病的筛查。
　　☐ 制定会诊日程, 把会诊时间写在下面:

　　_____

☐ 收集需要的信息:
　　☐ 如果可以, 收集孩子的报告卡或中期报告。
　　☐ 索要在学校或其他地方做的心理教育测试的复印件。

□ 收集所有已经完成的 ADHD 评定量表，并向孩子的儿科医生索要最新版本的评定量表。

□ 开始练习正念：
    □ 依照正念进食的指导每天吃一顿饭或一次零食。

□ 现在立刻设定一些提示：
    □ 把这份清单贴在你每天能看见的地方，或者用一块白板来记录管理孩子 ADHD 的计划。
    □ 用你的手机或日程表来设定提示，以完成列表上的任务。
    □ 当你忘记执行计划一天（或几天）后，重新回到计划的执行中去，不要过分指责自己。每个人都可能会忘记执行计划！
    □ 继续为每章末的行动计划设定类似的提示。

第二章

从执行功能的角度
认识多动症

阅读本章你可以：

- 理解作为一组心理技能的执行功能如何担任"大脑管理员"，帮助协调思维和行动

- 理解 ADHD 是一种执行功能的发展性障碍

- 管理压力来支持你以及你的家庭，同时改善对孩子 ADHD 的照料

　　没有什么比养育孩子更能体会到世界的瞬息万变和充满不确定性了。我们对孩子的童年生活将如何度过充满希望和野心，对于我们自己会如何塑造一个光辉的父母角色也充满希望和野心。当我们进入现实生活时，之前的大多数设想就被抛到九霄云外了。

　　可能你设想过孩子会成为一名棒球选手，可他却喜欢上了地质学而回避体育运动；或者你设想过孩子将成为一名科学家，却发现孩子在数学上的表现差强人意，但是在艺术上却非常优秀。在孩子五年级的时候，你可能可以非常自如地与他对话，但是随着时间的流逝，你发现自己没有办法跟一个情绪多变的青少年心平气和地沟通。即使你个性沉稳，也有可能会在强烈的挫败感中爆发。而上述例子甚至还没有涉及所有家长在某一时刻都会经历的更强烈、更严重的状况。

　　我们要如何应对那些未曾预料到的影响我们家庭生活的麻烦呢？在压力很大的时候，我们更有可能被动地反应，表现出根深蒂固的习惯行为，而不是做出具有前瞻性和技巧性的决定。正如研究显示的那样，孩子压力程度的最好预测指标之一就是父母的压力程度。因此，如果你感到充满韧性和安定，你的整个家庭都会得到这种正面支持。

　　管理 ADHD 需要毅力、灵活的问题解决方法以及无止境的慈悲。通过正念练习将这些特质扎根在你身上，你就可以改善孩子的生活。以看到生活的本来面目为目标，你就能更好地识别出 ADHD 的微妙之处，发现孩子的需求。而要想做到这一点，你必须打破对 ADHD 的固有思维，不再认为它是一种注意障碍；理解 ADHD 是与一组范围更大的、被称为执行功能的认知技能相关的障碍。

ADHD 和大脑管理中枢

　　"执行功能"到底指的是什么呢？就像一笔生意，需要有人协调所有员工的工作，以保证每个人的进程同步，同样地，大脑也需要协调我们的各种体验。大脑的一个部分——额叶负责将我们了解的知识与我们的体验和行动整合起来。执行功能包含的就是达成这一切所需要的基本管理技能的集合。它还与极其重要的发展任务相关，比如自我调节技能以及情绪弹性的发展。当孩子有 ADHD 时，他的执行功能就不能高效运作，这会造成非常深远的影响。

正如在第一章中提到的，长期拖延和无组织性是 ADHD 的核心特征，睡眠质量不佳也是症状之一。不健康的饮食习惯以及超重在 ADHD 人群中也很常见。ADHD 还与为数更多的因受伤而进急诊室相关，对青少年来说，ADHD 与更高比例的交通事故也有关联。执行功能还支持个体的沟通与社交参与，而 ADHD 孩子可能在这两方面上都有困难。

ADHD 就像一座冰山（Dendy & Zeigler，2003）。在水面之上的部分一眼就能看见，如注意力难以集中和冲动这类症状。藏在水底的是执行功能损害而导致的很多其他问题——换句话来说，即低效的、容易走神的"大脑管理员"。

执行功能是如何发展的

强健的执行功能与财富和婚姻的成功、学业进步以及身体健康都息息相关。有着较强执行功能技巧的学前儿童更有可能在学业上一路顺利直通大学。一项研究甚至还认为学前儿童的执行功能和其后期健康、财富以及犯罪情况相关（Moffitt et al., 2011）。当然，并不是每个有执行功能困难的孩子都会在一生中遭遇挫折和困难，这些只是组间的趋势比较而已。

就像言语、动作以及社交能力的发展一样，执行功能的成熟也有一条典型的路径。实际上，近期的研究显示这些技能直到个体几乎 30 岁都一直在发展和成熟，这也许可以部分解释为什么有大约一半的 ADHD 孩子后来就不再属于 ADHD 的范畴了（Hinshaw & Scheffler，2014）。

随着执行功能的发展，学步儿学会了冲动控制，学前儿童习得了站在他人立场思考的能力。到了学龄期，课堂的学习依赖于执行功能的相关技能（如记忆、组织和计划），以及增强的注意力。延迟满足的能力也继续发展，直至成人期。

了解这一成长轨迹可以帮助我们更好地理解我们的孩子。你不会期望 4 岁孩子能够自己组织和规划出门这件事。对于学前儿童来说，如果给予他足够的时间，也许能够列出行动步骤：穿衣服，吃早饭，刷牙。但是他还不能协调这些活动，没办法记全细节，或者不能花足够长的时间专注在任务上，然而大部分青少年就可以自行掌控这些事情。以上不同年龄段孩子的大部分差别就体现在执行功能上。

青少年就是青少年，不同于成人

大多数青少年都无法在工作的同时还经营家庭。但是到了二十几岁的时候，大部分人就可以独立生活，有一些人开始组建家庭。这其中发生了什么改变呢？

青春期包含了大脑与执行功能相关脑区的爆炸性发展。在成人期之前，计划、管理技能、长远思考以及冲动控制的能力还没有完全成熟。

我们可能都知道，有些早熟的青少年有难以置信的前瞻性和生活管理能力，但是大多数青少年还没有如成人一般的技能。没有成熟的执行功能，个体就不能像羽翼丰满的成人一样行动。

青少年渴望独立，他们也需要机会自己尝试一些事情，但是他们缺少成熟的执行功能。他们可能意识不到在自己脸上文身或发低俗照片给新恋爱对象可能存在的潜在影响。虽然鼓励他们的探索和成长很重要，但成人的指引还是不可或缺，直到他们能够证明已经能对自己的行为负责为止。如果他们有 ADHD，他们成熟的时间可能要比正常发展的同伴晚。

实践：放下成见

当我们的预期和现实背道而驰时，不适感就会加深，这也会影响我们处理问题的方法。如果你期望一个 4 岁孩子在没有大人帮助的情况下，就能自己完成上床睡觉的所有步骤，你肯定会焦虑的，因为很显然大部分 4 岁孩子都没法完成这个任务。如果你认为一个 4 岁孩子完成这个任务时需要大人的很多指导，你的感受就会好很多，即使你同样有很多事要忙。但如果是一个 7 岁的 ADHD 孩子，他只有 4 岁水平的自我协调能力呢？你对事情应该如何进展及其发生原因的设想都会影响你的感受，同时也会影响孩子的体验。

现在，请花一点时间，想象一个关于你孩子的挑战性情景。选择只轻微惹怒你的事件作为开始。随着你在描绘情景时加入更多细节，你会发现，仅仅想到那些事情，你的焦虑水平就直线上升了。观察你对问题的归因：缺少努力、任性、懒惰以及任何似乎浮于表面的原因。

下一步，深呼吸几下，然后重新回顾你的思绪，接受 ADHD 本身就会加重问题的理论观点。孩子的真实意图和表现出来的行为有没有可能是不一样的呢？如果你发现这个问题行为是特定技能的发展延迟导致的，你对该情境的态度是否有所改变？对于养育过程中出现的任何挑战或决定，像这样暂停一下都是很有价值的，审视你的设想，如果需要，重新进行调整。

养育实践：从执行功能的角度看孩子

执行功能并不是一个深奥难懂的学术话题。理解它能够帮助我们更好地满足孩子的发展需求。ADHD 孩子自己也并不想把事情弄得一团糟，就像有言语发展迟缓的孩子也不想在对话上有困难一样。

如果孩子们知道正确的方法，每个孩子都会茁壮成长。不会有很多孩子故意不交昨天做完的作业或者主动疏远他们的朋友。虽然我们非常理解 ADHD 对于父母和老师来说可能是非常费神和令人沮丧的，但我们仍旧需要找到问题行为的原因，并且根据我们的发现采取切实可行的步骤。

下面的框架是在 ADHD 专家 Thomas E. Brown（2006）创建的提纲上修改而成的，基于 6 个相关技能组对执行功能下了定义：

- 注意力管理
- 行动管理
- 任务管理
- 信息管理
- 情绪管理
- 努力管理

你会发现，以这种方式理解 ADHD 能够帮助你更好地判断如何支持你的孩子。没有哪个 ADHD 孩子在所有这些领域都存在严重缺陷，但是几乎所有孩子都在某些领域上存在差异。根据执行功能的指引分解任务或行为，可以帮助你找到更多针对性的解决办法，不管是在家、在学校还是在其他地方。

注意力管理

ADHD 并不会导致集中注意能力的丧失，但是会对整体的注意力管理造成困难。它会导致当需要时难以集中注意力，热情参与时过度投入，以及难以转移注意力。下面是 ADHD 导致的一些常见情景：

- **过度集中在看起来很有趣和无需思考的事物上。** 人们通常认为 ADHD 孩子会主动选择注意的事物，只有在失去兴趣后才会分心。实际上，他们的心智障碍使他们并不能够（不是"不愿意"，而是根本不具备这个能力）集中注意力。能够一直集中在电子游戏或其他娱乐活动，甚至阅读上，并不能消除有 ADHD 的可能性，因为孩子可能在其他方面很难集中注意力。

- **在容易分心的环境中出现困难。**恰当的专注力能够让你的注意力保持在众多事物中的某个元素上，比如多种声音中的某个声音。在喧杂的环境中，ADHD 孩子经常会遗漏话语的细节，可能会回避、不知所措或表现失常。

- **在活动的转移上存在困难。**如果你在 ADHD 孩子全神贯注做某事时提出要求，你一般不会得到任何回应。这种特质经常会导致你将之视为问题行为：*他无视了我说的话*。这种情况在 ADHD 孩子身上非常常见，而解决办法在于成人的选择。在你没有得到孩子完全的注意之前，你说的话都是无用之功。

行动管理

行动管理指的是监控个体自身肢体活动以及行为的能力。如果个体在执行功能的这个方面发展迟缓，就会导致一些类似焦躁不安、多动以及冲动的症状。在行动管理上有问题也意味着个体从错误中吸取教训的效率较低，因为从失败中学习需要意识到自己行动中的细节和后果。这也有助于解释为什么 ADHD 孩子行为转变比较缓慢。社交行为的自我监控也是行动管理的一个方面。

此外，执行功能该方面的发展缺陷也经常导致动作能力的发展迟缓、较差的协调性或书写困难。ADHD 孩子可能还符合发展协调障碍的诊断标准，在这种情况下，作业治疗能帮助孩子赶上进度。

任务管理

任务管理需要多种核心执行功能的能力，包括组织、计划、排序以及时间监控。如果你能够轻易且本能地管理生活，而你的孩子却对当天或这一周发生的事没有觉察，或者孩子总是到最后一刻才想起没有完成的事，这对你来说似乎难以想象。这些技能所依赖的发展路径直接受到 ADHD 的影响，并且随着孩子的成长，任务管理（而不是注意力）通常会变成他们的核心问题。与其他一些 ADHD 相关缺陷不一样，药物治疗对任务管理并没有较大的帮助。教孩子组织技能是一种解决方法，这方面内容将在第四章中讨论。

信息管理

工作记忆是指管理我们在现实生活中遇到的大量信息，并将之与我们了解的内容进行整合的能力。就像计算机内存一样，在接触信息并组织我们的想法时，大脑会先短暂地存储这些信息。这些功能构成了对话、阅读以及写作所需技能的基础，因此会直接影响孩子在课堂中的学习表现。

工作记忆存储的是一些非必需记忆的短期信息，比如一连串的请求。如果你让孩子一次性完成多件事情（"跑到你的房间，换上足球服，把校服放在篮子里"），细节很有可能就飘散风中了。

当你看到孩子没有听从指令而是在玩的时候，你可能觉得这是不良行为，而实际上孩子是漏掉了信息和线索，这反映出了较差的工作记忆，可能也有注意力分散的因素。然而，如果孩子试图掩盖这种情况，真正的不良行为就有可能发生。如果你给孩子一个言语指令的书面清单或较短的清单，他可能就会做得很好。

情绪管理

情绪反应性通常是 ADHD 的一个固有部分。ADHD 孩子可能很快会变得愤怒、放弃，或变得沮丧或心烦意乱。这种情绪性也可能给人对抗的印象。每个人都有不高兴的时候，但是 ADHD 个体可能在控制自己情绪的能力上不足，导致他们在生气的时候立刻就表现出来。

这种类型的反应与心境障碍的随机情绪波动是不一样的。虽然外表上看起来差异并不明显，但是 ADHD 个体情绪爆发之后可能会感到后悔或尴尬。这可能会进一步导致各种找借口、愈发生气或回避，从而加剧行为风险。这并不是伴随 ADHD 出现的另一种疾病，这就是 ADHD 的表现。

努力管理

执行功能强调的是维持努力直到任务完成的能力。维持努力的困难通常会被贴上动机不足的标签。可能你的孩子本来是上楼写家庭作业的，而 30 分钟之后你却发现他在读图画书。努力管理的困难使得孩子感到气馁，而在你看来可能是孩子没有认真对待作业。

处理速度也可能是努力管理会影响的因素之一。对于一些 ADHD 孩子来说，快速且高效工作的能力是受损的。然而，工作速度慢并不能反映他们的智力水平。

对于很多 ADHD 孩子来说，外部压力可能会降低他们的生产力。额叶并没有采取行动，反而是精神齿轮卡住了。压力降低了认知效率，使得解决问题和做出选择愈发艰难。这几乎破坏了所有的事情，从准时出门到参加考试。

等一下，还有！

理解 ADHD 孩子，归根结底是理解 ADHD 的症状在现实生活中是如何显现的。并不是 ADHD 的所有方面都符合这个执行功能模式，很多症状都起源于执行功能的多个方面。以下列举了一些其他常见模式。

学习常规能力的迟缓

在维持常规上，执行功能技能是必须的。ADHD 的影响之一是长期在日常活动上存在困难，如早上出门，做家庭作业，以及健康的睡眠、饮食和锻炼习惯（都会在之后的章节中提到）。你可能需要花比其他孩子所需更久的时间来帮助你的孩子管理这些常规活动。

表现不一致

ADHD 孩子经常会出现一种令人困惑的趋势，他们有时表现出特定的技能，但是这些技能并未充分发展。这会导致一种观点，即他们只是需要更努力一些：如果你能很好地专注于电子游戏，或在想获奖时就能很有组织性，为什么你不能长期维持下去呢？

要注意的是：这种不一致性正是 ADHD 的表现。如果他们能更经常地获得成功，他们会那么做的。健全的执行功能允许人们利用自己的长处。如果没有完善的执行功能，尽管孩子有些时候看起来机灵能干（这似乎是随机出现的），但更多时候他们都没法表现得这么好。因此，成功管理 ADHD 的测量标准之一就是孩子在其最佳表现上更具有持续性。

社交不成熟

通常 ADHD 孩子与他们的同伴相比似乎更不成熟——而实际上也确实如此。很多定义成熟的特质里包含了执行功能技能，如冲动控制、远见、计划以及换位思考的能力。幸运的是，给予足够的支持后，ADHD 孩子可以赶上其他同伴。

明显缺乏动机

动机和 ADHD 之间的相互关系非常复杂。动机并不仅仅取决于欲望，还有神经能力。对于 ADHD 个体而言，他们的大脑并不能集中足够长的时间使他们坚持到底。

ADHD 还损害了确定并维持长期目标的能力，很显然，这是定义动机的另一方面。从外部表现来看，开小差的行为有点像低动机。当然，ADHD 孩子也可能在传统意义的动机上稍显不足。他们尝试了一次又一次，但因为

ADHD 而没有成功的时候，他们可能就放弃了。解决方法不应该是更严格地鞭策他们，而是给他们提供进步所需要的支持。

受损的时间管理和拖延

ADHD 个体经常在时间管理上有困难。这表现为多种原因和后果的复杂模式：

- **难以长期管理项目。**长期任务可能会比预期花费更久的时间，因为没有预见到所需步骤，可能就自动造成了拖延的状况。孩子准备开始完成一份长篇报告时，却没有考虑到去图书馆、列大纲以及其他中间步骤。因此，虽然他非常想做好这件事，但最后仍旧可能落后并倍感压力。

- **由于无法估计任务耗时而导致的计划困难。**同样一名学生可能会错误估计完成大量任务所需的时间，而把任务堆到了最后一秒。*今晚我会看完电影，明天在公车来之前写我的论文。*如果他没有完成是因为这篇论文没法在 30 分钟内完成，他就不算是真正的拖延，他只是误解了情境。

- **排序的困难。**根据重要性来组织活动是一种直接受到 ADHD 影响的认知技能。对于 ADHD 孩子来说，顺畅转移注意力以及准确注意时间的困难会让情况变得更复杂。和很多孩子一样，你的孩子可能从学校回来后觉得很累，或者想玩一会儿。但是他却没有意识到时间的流逝。孩子可能认为最后总会做作业的，但一转眼却很晚了，他完全没有意识到时间都去哪儿了。

- **因为拖延会提高专注力而形成了一种模式。**有一些 ADHD 孩子在压力之下反而更加专注，甚至长达几小时之久。于是，无论在意识或潜意识下，这些孩子发现拖延似乎能帮助他们在最后一刻的压力下把事情做完。不幸的是，拖延会导致仓促、低质量的工作成果，也几乎没有时间来修正，还容易造成身体和情绪的伤害。

问与答

问：如果孩子存在执行功能的问题，就意味着他有 ADHD 吗？

答：ADHD 是与执行功能受损相关的最常见情况之一。然而，其他状况也可能影响执行功能，比如学习障碍、自闭症以及其他多种心理健康疾病。这些状况也可能与 ADHD 同时出现，造成混淆。但是，如果孩子有严重的执行功能问题，ADHD 很可能是其中一个原因。

另一个障碍：无法完成任务

任何计划都有 3 个部分：首先，我们需要做准备。其次，我们需要行动。最后，我们需要完成已经开始的任务。而在有 ADHD 的情况下，最后一步会被习惯性地遗漏。个体在完成任务的中途，不知不觉就转移到别的事情上去了。

为了完成家庭作业，孩子需要记下学校布置的作业并把书本带回家。到家之后，孩子需要集中注意力完成作业。最后，孩子需要把材料收回书包并记得明天把家庭作业交上去。

你可能有过这种经历，一天之中，你的孩子在他活动过的地方都留下了痕迹。他的牙刷落在了厕所后面，乐高散落在地板上，睡衣躺在厨房桌子上，还有一通乱翻找笔无果而没有关好的抽屉。任何活动的第三部分——完成已经开始的任务，包括把东西收好，这对于 ADHD 孩子来说可能很难做到。

一般来说，认识到某种模式是改变的第一步。你的孩子可能还处在第一项活动中，但是脑子里已经想着下一个活动了。把常规活动写下来可能有所帮助："完成家庭作业意味着要把作业放回文件夹里""每次吃完晚饭后，我们都要打扫游戏室"等。另一种技巧是在转移活动之前养成暂停的习惯，这个内容在接下来的练习里会讲到。给予支持、练习和耐心，孩子就能持续完成已经开始的任务。

实践：学会 STOP

促进任务完成能力的方法之一，是在活动转移之间培养暂停的习惯。你的孩子可能知道任何活动的最后一步是完成该项任务，但是ADHD却导致孩子跳过了这个步骤。为了对抗这种趋势，STOP练习（Stahl & Goldstein，2010）就给"记得要记住"最后的事项提供了机会。强化这种在转移或决定之前暂停的习惯对任何人来说都有帮助。在把这个方法教给你的孩子之前，你可以先自行练习一下。这样能够使你更熟悉这个方法及其对你的好处。

为了制造暂停，在每次转移活动的时候都练习下面的STOP练习。这可能需要花费一段时间（几周甚至几个月），但是这个新习惯会成为一种本能。练习时，只需要意识到你日常活动中转移的时刻：离开餐桌，离开书桌，或者在活动中转换。在这些时刻，遵循下列4个步骤：

S（Stop what you're doing）= 停止你现在做的事

T（Take a few breaths）= 做几个深呼吸

O（Observe what's going on，both internally and externally）= 观察当下发生的事，包括身体内部和外部

P（Proceed with intention，choosing what would be best to do next）= 有目的地选择最佳的下一步行动

这个方法如何帮助孩子呢？比如：我做完家庭作业了，让我看一下，我的棒球手套在哪里，然后，暂停一下，他将注意力转回当前，注意到了自己的桌子，然后把书本装进了书包。把STOP的标志贴在孩子的记事板上，或者设置待办事项作为提示。你还可以为自己和孩子将提示贴在冰箱、镜子或日程表上，也可以在手机里设置提醒。第一次，你可能想不起来用这个方法，可能到第10次甚至第20次你还是不习惯用这个方法，但是最终，这个新习惯会在你和孩子的大脑中成功编码。

ADHD 与盲人摸象

你可能很熟悉盲人摸象的故事。一个盲人抓到了象鼻说："我摸到了一条蛇。"另一个盲人按了按大象的身体声称"我们碰到了一堵墙"。一个盲人抓住了一条腿说："不对，这是一棵树。"下一个盲人摸到了大象的尾巴，说："这儿有条绳子。"最后一个盲人摸了摸象牙说："你们都不对，我认为这是一根管子。"

执行功能的问题会破坏生活的几乎每个方面，所引发的症状可能看起来多种多样，就像蛇、墙、树、绳子或管子。然而没有一种 ADHD 的症状是孤立存在的。在 ADHD 多种多样的外在表现下，是"一头大象"解释了无数的童年经历。如果我们没有考虑到 ADHD 的整体性，干预就可能零散而低效。

如果你只看到孩子 ADHD 的某些部分而忽略了整体，你可能会浪费很多时间、精力和金钱。有时候有一些基于儿童发展理论而产生的新言论和新产品出现，尽管没有任何证据支持这些方法是有效的，却会让家庭从更有可能成功的干预道路上选择了那些岔路。最近，"处理障碍"这个术语受到了很多关注。然而很多被归类为"处理障碍"的问题实际上是 ADHD 的症状：

- **听觉处理。** ADHD 孩子在处理复杂听觉信息上有困难。在嘈杂的情境中，如很多人说话的教室里，他们就很难处理过量的声音。如果他们在做事的时候有人和他们说话，他们就很容易遗漏话语中的细节。语言和学习障碍也会影响他们的听觉处理，这可能也可以解释这种症状。

- **视觉处理和追踪。** 低执行功能的孩子可能看起来会有视觉症状，因为他们阅读时注视点会在页面上跳来跳去，导致他们遗漏字词，或者不知道读到哪儿了。甚至会出现字母翻转（比如把 b 认成 d）的情况，而这些情况通常和阅读障碍有关，并不是因为任何视觉的问题。

- **感觉处理。** 一些孩子可能真的有感觉敏感，比如不喜欢触摸或噪音。然而，这个术语也经常会被用在很多不相关的症状上，如抓挠皮肤、焦虑或亢奋的肢体活动。一个焦虑的孩子在人群中惊慌失措可能是对噪音过度敏感，也很可能只是被吓到了而已。一个孩子多动并不是因为所谓的"寻求感觉刺激"，而是与 ADHD 有关的活动低下的额叶导致的。一些感觉的问题是真实存在的，但是研究至今为止还没有建立"感觉统合障碍"类别将其从其他诊断（比如 ADHD）中区分开来。

判断听觉、感觉和视觉问题是有价值的。言语和作业治疗师在 ADHD 照料中起着至关重要的作用。真正的视觉问题应该得到处理。但是，这些干预在作为综合方法的一部分时能发挥其最大的效果。[如果你想阅读关于这些常见误解的文章和政策声明，可以查看"处理障碍美国国家声明（National Statements on Processing Disorders）"文档。该文档可供下载。]

将"ADHD 大象"的各部分分离开来看可能让人感到不知所措。你的孩子可能在集中注意力上存在困难，阅读理解技能较弱，并且在听觉处理上有困难。想要分别单独处理每个问题非常耗时、昂贵且令人疲惫。认识到 ADHD 的统一性能重新界定整个局面：ADHD 强调所有方面，这才是应该得到处理的部分。

练习：在问题解决时关注执行功能

不同的 ADHD 孩子有着不同模式的执行功能缺陷。为了制定个性化综合计划，你需要先观察你的孩子，做一些尝试，并且根据需要重新调整。从执行功能困难的角度看孩子的 ADHD，能够帮助你根据孩子的长处量身定制养育方法，并适应他的需求。

在这个练习中，你将探索执行功能困难如何体现在孩子的问题中。如果你觉得这个方法有用，你也可以把它用在其他令你担心的地方。（表格可供下载。）

因为这种方法可能比较新颖，我们先从一个例子开始讲解。

行为或学业的担忧：如果没有不断的提醒和争论，我的女儿绝对不会准备去上学。

注意力管理的角色：她不能（而不是不愿意）集中注意力。她很容易分心，开小差。

行动管理的角色：她到处跑来跑去并且冲动地推妹妹。

任务管理的角色：她注意不到时间的流逝，或不能独立计划自己需要完成的任务。

信息管理的角色：她不能在脑海里列出自己需要做的事情，即使她知道自己必须做什么。

情绪管理的角色：结束游戏让她感到过度沮丧。

努力管理的角色：她不能维持注意来完成如穿衣服的任务，总是会走开或玩耍。

现在轮到你了。写下一个行为问题，然后检验执行功能的每一方面可能扮演的角色。如果需要，可以参考本章之前的内容来帮助你理解。

行为或学业的担忧：_____

注意力管理的角色：_____

行动管理的角色：_____

任务管理的角色：_____

信息管理的角色：_____

情绪管理的角色：_____

努力管理的角色：_____

处理压力的正念方法

为人父母随之而来的必然有压力以及各种不确定性。这种压力会影响你的生活方式、人际关系以及你管理孩子 ADHD 的效率。正如从执行功能的角度看孩子的问题会对你有帮助一样，了解自己的神经学会如何影响你也有所帮助，尤其是对你的压力体验。

　　一定程度的压力能够让我们保持动力并且保护自己的安全。当我们感受到威胁时，我们的神经系统会产生生理反应，被称为应激（战或逃）反应，让我们准备好保护自己或从危险中逃离。我们不需要思考就会做出一系列行为，这在避开向你飞驰而来的汽车时是非常有利的。我们的身体将能量从消化系统中抽离，并涌向肌肉。反射控制了我们的手臂和腿，理性思考停止了。这种反应可以救你一命，尤其当我们真的处于危险之中时。

　　问题是，我们对压力的反应并不细微。任何事情，包括如"我迟到了""我不擅长这个""他们不喜欢我"等想法，一旦使我们慌乱之后，都会产生同样的生理反应。这个循环在身体里运转并且关闭了认知技能，因为当我们真的处于危险中时是没有时间来思考的。大脑发送了危机即将来临的信号，但是在大部分情况中，并没有威胁到生命的情境出现，毕竟没有野兽正对我们虎视眈眈。

　　很多时候，压力源于一种观念，这可能在我们的意识层面之外，即认为某个事物与我们设想的不一样。我们只是有点赶时间，或者担心我们要做的事情。即便如此，同等强度的压力反应仍旧会出现。

　　没有什么能完全消除压力。实际上，适量的压力能够让我们更有动力。然而，我们的身体并不能忍受频繁的或高强度的压力。因为过度的压力会对身体和心理健康造成危害，这不仅会对你造成影响，还会对你身边的人造成影响。除此之外，过度的压力让你很难把控对孩子 ADHD 的悉心照料和支持。

　　在过去的 10 年里，神经科学领域最令人振奋的发展之一就是神经可塑性的发现。人类的大脑会根据任何行为，甚至思维来重建自己的连接，并通过重复不断地加强。当你在努力增加专注力，或有意识地采纳新习惯时，神经就会随之改变。虽然你不可能消除基因，但是通过对生活方式的调整，你可以改变很多看起来根深蒂固的特质。

你可以选择培养对管理生活有帮助的特质。一般可以从将更多的注意力投注到你的实时经历中开始，并且在你所观察到的与你下一步的决定之间找寻更多空间。每天空出哪怕几分钟时间做正念练习，比如下面这种练习，就会帮助你建立这种能力。

实践：注意呼吸

这个练习会帮助你把注意力更多地集中到当前发生的事情上，而不是困在思绪中。我们经常说要感受呼吸，因为你的呼吸与你共存、时刻伴随。这个练习不是想要改变你的呼吸方式，而是给你的注意力一个集中的焦点。

在正念里，唯一的目的就是尽最大可能将注意力集中到当下发生的事情上。你无须努力去超越什么，获得什么，或者清除任何思绪。这种放松没有特定的目标。这种情况经常发生，但是你不能强迫自己去感受。

冥想没有所谓的擅长和不擅长。你永远不可能一直持续集中在你的呼吸上。有时候冥想会让你有一段平静的时光，而有时候你的脑子还是一片喧杂。如果几乎在整段时间里你的注意力都是分散的，但仍旧能够有一次回到你的呼吸上，那就非常不错了。并且，如果你经常练习，你将发现自己不需要太费劲就能更多地专注于当下的生活。

下面是集中意识练习的指导说明。

找一个你能待上一会儿的地方，舒适地坐着，可以坐在地上，也可以坐在椅子上。如果你用的不是音频引导，最好设置闹钟，避免中断练习去看时间。

闭上你的眼睛，也可以睁着眼睛注视前下方的地板。

将你的注意力放到呼吸上，感受腹部或胸膛的起伏，或者感受空气从你的鼻腔中吸入和呼出。在每一次呼吸时，注意这些感觉。如果你愿意，也可以默念，"吸气……呼气……"。

多次反复之后，你会被思绪或感受干扰而分心。你可能会比之前更容易被干扰，这很正常。无须隔绝或消除你的思绪或任何其他东西。不强求自己或期待什么，当你发现你的注意力开始游走了，注意到是什么使你分心，之后再次回到你的呼吸上。

练习在做出任何肢体调整之前先暂停，如挪一下身子或挠一下痒。有意识地在你选择的那一刻做转变，在你的体验和你的选择之间多留一些空间。

无须尝试实现任何事情。在这几分钟时间里，不要有任何计划，也不要按照习惯行事。在这个练习上付出努力，但是注意不要造成自己精神的紧张。寻找一个平衡点。如果你发现自己大部分时间都在神游和幻想，就要额外多努力一些来维持你的注意力。

继续呼吸，每次注意开始游走时，把注意重新拉回到你的呼吸上。

练习无需做出反应地观察。只要坐着，并保持注意。维持注意是很难，但这就是你要做的全部。不带判断或期望，多次反复。这可能看起来简单，但实际上并不简单。

非正式的正念练习

像上面那种类型的练习一般被认为是正式的练习，在计划好的时间内，通常在固定的地点进行。除此之外，你可以在任何活动中练习非正式的正念，比如叠洗好的衣物、与同事对话等。

实践：日常活动中的非正式正念

一天之中，任何时刻你都可以让自己变得更加正念，选择给你正在做的事情以全部的注意。如果你在后院玩传球游戏，就尽可能全心投入这个过程中，而不是边扔球边想着你之后可能要面对的挑战，如让你的孩子做作业。如果你在做晚饭，就把所有的感受都投注到晚饭的准备过程中，而不是回想自己的一天。这样的过程不仅仅会帮助你培养自身更为集中的注意力，当你把你的注意力从分心或不安分的思绪中拉回来后，还能给自己一段休息的时间。

行动计划：提高对孩子 ADHD 的意识

当你越来越理解执行功能如何影响孩子的经历之后，你对孩子 ADHD 的适应和应对能力就发生了根本性的改变。并且，随着你对自己当前感受集中力的增强，你更加冷静且坚定地管理 ADHD 的能力也会得到提升。为管理孩子的 ADHD 设计有效的计划，需要把原有的预设全部抛弃，带着好奇心去观察事物原本的样子，不做评判，这正是正念练习可以给予你的支持。

☐ 从执行功能的角度观察孩子的经历。使用本章给出的信息，把 ADHD 重新定义为一个需要特定支持的发展迟缓障碍。

☐ 如果你觉得这有所帮助，可以想一句简单的表述来提示自己，ADHD 症状并不是任何人的错，更不是孩子的错。把你的表述记录下来，每当你感到恼火、生气或沮丧时，把这段话重复给自己听：

_____

_____

☐ 每天空出一段时间与孩子一起度过，做一些日常生活中的有趣活动。在一起的时间里，尽可能把你全部的注意力给孩子。把你选择的活动写在下面：

_____

☐ 每天练习本章的集中意识冥想，或第一章的进食冥想。可以考虑把练习与你的常规时间捆绑在一起，比如你每次把孩子送上校车之后，或午餐休息开始时。把你的练习时间写在这儿：

_____

☐ 多做 STOP 练习，并教你的孩子这项技能。为 STOP 练习设置视觉提示，并将其放在你和孩子经常能看见的地方，如冰箱、电脑屏幕或孩子书桌旁等。

第三章

为什么照顾好自己
对孩子很重要

阅读本章你可以：

- 认识到 ADHD 会对家庭和人际关系造成既明显又细微的影响

- 处理 ADHD 对你家庭中的每个人造成的独特影响

- 看到更集中注意于当下将如何使你和你的家庭受益，并帮助你管理孩子的 ADHD

我们通常都没有将注意力放在我们的生活上。和孩子一起吃早餐时，我们可能在仔细琢磨一个论点。把孩子送上校车后，我们的心可能早就飞到了健身房。在健身房，我们可能在担心孩子的家庭作业。而当做家庭作业时，我们可能在想着接下来7年的学校生涯！做一件事的时候心里却想着另外一件事，我们仿佛进入了自动驾驶模式，没有经过真正的意识就说话和行动。

在我们反思过去或计划未来时，当下的时刻就在不经意间溜走了。我们错过了可以和孩子谈话或开玩笑的机会。或许，当我们在努力关注某个新行为计划中的表扬和奖励时，却因为分心而漏掉了很多孩子的表现，导致我们低估了一些其实进展很顺利的事。

在自动化模式中生活会导致压力的增加，精神压力的星星之火终将变成熊熊烈火。我们失去了思考自己行动、设想和各种思维、情绪以及记忆的机会，所有这些都会导致或增加压力。我们可以通过计划去影响未来，但实际上我们唯一能具体做些什么的时刻就是现在，就是在我们面前的这一瞬间。非常遗憾的是，大部分时间我们都没有把太多的注意力放在当下的这一刻。

随着你的继续学习和体验，你会发现正念中简单的集中注意的行为有着深远的意义。这是你能为你的自我照料所做的最好的事情之一，同时也能够提高你帮助孩子应对ADHD的能力。

ADHD 对父母的影响

孩子的ADHD对父母实际上有着很多不被承认的直接影响。ADHD的干预通常依赖于父母的一致性和责任心，还有冲突管理。这些特质对于ADHD孩子的父母来说很难在日复一日中坚持下来。

为人父母尽管有很多乐趣，但也很操劳。你的目标是明智地管理困难和家常琐事，并且维持自己的最大努力。即使你掌握了如何管理特定年纪孩子的方法，但孩子是会长大的，你还是要不断做出调整。这会是一个特别奇妙的，让人满足的，但绝不简单的体验。

除了学习孩子 ADHD 的相关知识之外，了解它对你自己的影响以及你能如何管理这种影响也非常重要。因此，为了更好地帮助孩子，让我们快速地浏览一下你作为家长可能会遇到的挑战。

养育有困难的孩子是非常有压力的。所有家长都希望自己的孩子能够成功，令他们满意，但是家长也很容易把这一切描绘得太过理想化。从定义上来讲，ADHD 孩子在生活的一些领域是受损的。这使得原本就充满不确定性的养育变得更加扑朔迷离。了解这一点，保持开放的心态，给予慈悲的支持，你的孩子是可以茁壮成长的。但是，等待你的 ADHD 计划显效的同时保持耐心也很困难。

孩子的 ADHD 会影响所有家庭常规。随着孩子自主能力的提高，家庭每日常规就变得越来越简单。当你再也不必确认孩子是否刷好牙或系好鞋带时，你的时间和精力就变得比较自由。然而不幸的是，ADHD 就像倒下的第一张家庭逻辑多米诺骨牌一样。可能不管你摆放了多少次，这些牌还是会因为 ADHD 而倒塌一地。

帮助 ADHD 孩子非常耗时耗力。ADHD 孩子在完成日常事项上一般都需要更多引导。当其他孩子得到一句"准备上学啦"的指令就可以自行完成上学准备时，你可能还必须一步一步地引导你的孩子。休息日也不会给你彻底放松的机会，如果你觉得还是得陪在孩子身边以防出现一些难以控制的事情。甚至当孩子已经是高中生了，你还是需要花时间帮助孩子完成家庭作业。这些必要任务占据了太多时间，使你几乎没有时间做你想做的事。除此之外，你与其他兄弟姐妹、伴侣或朋友相处的时间也会受到影响。

孩子的 ADHD 会给婚姻带来压力。ADHD 孩子的父母会体验到更高程度的焦虑、抑郁和婚姻冲突。他们陈述自己对改变孩子行为感到无能为力，并且很少有与孩子在一起的积极体验（Alizadeh & Andries 2002；Kaplan et al., 1998）。在这些困难当中，夫妻的看法可能有分歧。有时候，他们从最开始对

ADHD 的诊断就已经持有不一致的看法了。有时候，在干预的方法上他们也有不同意见。这些不一致会使整个局面更加紧张。这种对婚姻带来的伤害是不幸的，理想的状态是，我们的婚姻和陪伴应该能让我们成长。

压力会破坏 ADHD 的照料，ADHD 也会增加压力。从根本上来讲，ADHD 本身就是你尝试管理它的拦路虎。学习 ADHD 的知识，与学校和专业人士协调沟通，以及制定和维持计划都需要时间和精力，而孩子的 ADHD 让你更难有时间和精力做这些事情。貌似并没有一个合适的时机暂停一下，从头开始。从现在开始，告诉你自己，这一过程就像把巨石推过一座山。在上坡的时候，你可能会觉得继续用力是根本不可能的，但是，当事情开始自行推动时，最终你会经历一段相对轻松的时间。

ADHD 孩子的父母可能会经常遭受他人的评判。如果你的孩子有白血病，你的家人或邻居会告诉你这种病根本不存在吗？如果你的孩子有皮肤癣，其他人会责怪你，认为是你让孩子得病的吗？如果你的孩子有哮喘，你会阅读很多声称治疗这种疾病会毁掉孩子的文章吗？而当孩子有 ADHD 时，整个情况却变得完全不同了，它经常会引发父母之间的分歧。他们内心仍旧觉得自己应该做些什么让孩子摆脱 ADHD。他们与太多的艰难抉择做斗争，同时还要面对他人各种应该做什么、不应该做什么的意见。这些意见中很多是事实，即使带有一些模糊或夸张的成分，这使得很多家长对自己做出的决定表示后悔，甚至可能觉得羞愧。在这之中，有些家长还带着一种完全错误的认知，认为是自己导致了孩子的 ADHD，或者是自己的管理错误导致了这一切。

给自己休息的时间

有关 ADHD 的被评判的感觉并不仅仅来自他人的评论。我们大多数人的内心都在不断进行自我批判，对自己的经历做持续的评判：我应该可以搞定的。我搞砸了。如果我之前能做得再好一些，现在一切都会很好。如果一个人一天 24 小时紧跟着你，在你耳边不停地说同样的话，你还会把这样一个人留在身边吗？我们经常在别人纠结的时候，让他们放轻松，但是对自己却无比严苛和挑剔。这种消极的自我谈话会加剧我们的反应，把我们的心情拉到谷底。

我们产生的大多数想法都仅仅停留在想的阶段，其中的一些必然是毫无用处的。如果你想到了一项你需要做的任务，那么把它记下来，然后去做。也许你想到了一种新方法来处理一个特定的情境，或者你意识到需要和某人进行讨论。

但是，大多数想法依旧没什么特定的价值，只是随机产生的，内心的自我批判想法尤为如此。注意到这些习惯性消极思维的出现之后，不要尝试压制或赶跑它们，而是把他们归类为"只是一个想法而已"，从而远离内心持续批判的声音。你甚至可以想象与它们对话：谢谢你跟我分享，但是这并没什么帮助。然后在自我质问开始前，回到你之前做的事情上去。

耐心并且重复提醒你自己内心的批判都不是真的，慢慢地它们对你的影响就会减弱。这让你的注意力能够放在其他事情上：我们都会经历的成功和幸福的时光。

照顾好自己

航空安全通知里经常会说这么一段话"如果需要使用氧气面罩，请先带好您自己的氧气面罩，再帮助孩子"。这句话非常有理有据。如果你缺氧，你就没有办法帮助任何人。我们每天的生活也一样：如果你不能把自己照顾好，你可能就不能有效地帮助孩子。

当然，把孩子放在第一位是人的天性。虽然一夜安睡会让你感到身心舒畅，但你还是会起床去安抚做噩梦的孩子。可能你更想坐在户外看书，但你还是会开车送孩子去参加棒球练习。然而，如果你退让得太多，对每个人来说反而会起反作用。因为此时你会感到心力交瘁，并不在你的最佳状态上。

长期的压力导致的精力耗竭被形容成一种枯竭、愤世嫉俗和效率低靡的状态。它对于工作、生理健康（包括心脏病的风险）以及精神健康都有消极影响。在一项研究中，精力耗竭的人报告的症状与抑郁症患者的报告内容十分相似（Hakanen & Schaufeli，2012）。在另一项研究中，精力耗竭被认为与认知损伤有关（Beck et al., 2013）。如果我们忽视这些影响，对自己和孩子都没有帮助。

在长期的压力之下，我们感觉很糟糕，没什么能量，甚至更少有慈心。这种精力耗竭状态的对立面是投入以及充满正能量和效能的感觉。为了尽可能靠近这种更为理想的状态，我们需要记住戴上自己的"氧气面罩"。以下是一些方法：

为你自己留出时间，并保护好这段时间。每天或每周给自己留一些时间去慢跑、读书、编织或做任何可以让你身心得到恢复的事。可是，生活可能会对这样一个简单的治愈追求百般刁难，你一定要坚持住。如果你的这段自我恢复时间被抢走了，一定要尽你最大所能尽快并全身心回到这个治愈过程中来。如果你计划的时间是30分钟，但是你只有15分钟，那这15分钟也要利用起来。如果你想每周慢跑3次，但是到了周六你还没有跑过一次，不要等到周一再重新开始。从今天开始，立刻，找一个能够让你保持理智并促使你成长的活动或爱好。

为你的私人关系留出时间，并保护好这段时间。当我们成为父母之后，我们留给伴侣和朋友的时间就变得越来越少。与你的伴侣在一天结束后在一起待5~10分钟会起到非常大的帮助。即使是一起做家务，如饭后清理桌子，也会有所帮助。如果你有心规划每周或每月约会一次，那请一定坚守承诺。另外，记得给你的朋友留出时间。然后，等你选择的活动或时间开始时，试着暂时把其他担忧先放在一边，将你所有的注意力放到当下的交流上。

谈论关于孩子ADHD的经历。大脑成像研究显示，表达情绪可以使情绪的力量减半（Lieberman et al., 2007）。因此，对朋友、亲戚或精神健康专家吐露心声，给你带来的好处远远大于围绕着孩子的 ADHD 解决问题。

积极管理你的压力。常言道，压力总是有的。虽然压力可能不是你引起的，并且你也没办法彻底消除压力，但是有技巧的压力管理会帮助你减轻生活中不可避免的起起伏伏造成的影响。在某种程度上，压力管理是一种态度，学会不那么抗拒，学会与生活中出现的一切合作。你可以在起伏的波浪中冲浪而不是正面抗争，后者反而会被一次又一次地拍到沙滩上。为了管理你的压力，你可以使用任何对你来说奏效的方法，比如定期锻炼、保证睡眠质量、做行为治疗、享受大自然等任何可以减缓压力的方法。当然，压力管理方法中被最广泛研究并最为成功的方法之一就是正念，你可以根据本书列出的技术来进行练习。不管哪种方法，只要你认为有效，那么就请立刻加入你的每日计划中。

监控你的生活方式。如果你不在意规划，你的生活可能会变得越来越忙。对你的要求来自四面八方：家庭、朋友、家务、工作，还有很多其他方面。毕竟，你不想你的孩子缺席校外活动、同伴游戏以及其他机会。社交媒体、邮件和点赞也很可能会"偷走"不少你的时间。下面这个练习会帮助你采取措施，一步一步把你的生活简化。

 练习：整理你的生活

阶段性地暂停，评估一下要把你家庭的时间投入到哪里，这是非常值得的。你可以省略哪些事务，使你的生活更简单呢？这个练习需要你准备 3 页纸，最好再加上空白的每周日程表（表格可供下载）。

在第一页纸上，写下你平时是如何度过一周的。尽可能多地把细节都记录下来：包括每个人醒来和上床睡觉的时间，以及无法避免的事务，比如做饭、打扫、完成工作以及给你的孩子做上学准备。估算你在看邮件、上网以及看电视上花费的时间，还有花在娱乐和驾驶上的时间，包括开车带孩子去某个地方的时间。

在第二页纸上，写下你希望你的家庭优先考虑的事项。从对你和孩子而言你最重视的事开始，比如锻炼、冥想、与朋友或家庭成员谈心、阅读、志愿活动、创意活动、校外活动或一起参与有趣积极的活动等。

现在，到了关键的一步啦：在第三页纸上，将前两页纸的内容整合成一个更理想的规划。从不可以改动的事项开始，比如家务或你必须帮孩子做的事。然后把你最重视的内容填充进去，确保加入自我照料的时间。接着，只在还有剩余时间的情况下，把你不是特别重视也不是必需的活动加进去：比如另一个校外活动、电子游戏或其他消耗你和家庭时间的事项。

缓慢但坚定地改变

在设定一个大目标之后，很重要的一点是确定达成该目标所需的更小的中间步骤。举个例子，如果你想跑马拉松，但是之前没怎么练习过，你不会在刚开始的时候就设定跑 42 公里的目标。你需要从一个短途的、你可以接受的距离开始，然后再增加。如果没有这种策略性的计划，很有可能在你开始之前就会放弃这个大目标。

不要一次性设定太多不同的目标也同样很重要。因为孩子的 ADHD 会对家庭生活的很多方面都造成影响，所以你可能有很多想要改变的地方。但是期望自己能一次性处理多项事务，反而会使目标看起来毫无实现的可能。

在一段时间内，专注于设定的几个可实现的目标。这种能够体验到成功的方法可以帮助维持你和孩子实现目标的动力。以下是有效目标设定的几条建议：

- **通过设定优先顺序来练习行为分类。**如果你不注意，太多关于怎么管理孩子 ADHD 的想法就会一股脑儿地充满你的大脑。你想要孩子在学校的表现有所改进，你希望他不需要那么多提醒，你希望他能不要花那么多时间玩电子游戏，等等。把这些希望全都写下来，然后主动选择从哪个开始。把你的计划重点放在先处理更为急迫的事务上，然后再按照优先次序去执行。（后文会有一个帮助你排列先后次序的练习。）

- **强调渐进的目标**。这点对为你的孩子设定目标来说尤为重要。一次选择一个行为做针对性的处理，并且把大的技能分解，如把准备上学这个任务分解成更小的步骤。可能第一个目标是让孩子自己穿好衣服。接着，等这个目标实现之后，你可以加入另一个晨间常规，如做午餐。每次只前进一小步，但是要坚持不懈。

- **在更长时间内监控成功**。与其分析每天进展如何，不如每周或每月评估总体的进步情况。在你的日程表上标注一下，提醒自己检查你的进展，然后停止每天的分析。可以允许逐步的改变，还有生活中无法避免的与大多数变化同时出现的起伏。

- **持续设定新的目标**。当你成功处理了一件与 ADHD 相关的较大问题之后，如学业困难或重大的行为问题，你可能会有如释重负的感觉。但有些时候，这会使你想要停下来，放弃还未解决的问题：*再也不用听孩子老师的念叨了，真是太幸福了。孩子不想乖乖上床睡觉，房间也乱糟糟的，但我可以忍受*。当生活安静下来之后，你可以享受当下的平和，但还是要继续处理小问题。你所做的每一件帮助孩子建立克服 ADHD 的技能的事，都是在帮他成就幸福和成功的人生。从时间管理、入睡常规，到养成健康的电子产品使用习惯，持续搜寻并处理 ADHD 带来的微小影响。

练习：制作行为分类列表

在本项练习中，你将列出所有你想处理的问题，作为设定优先顺序的第一步。因为这项练习集中于负面问题，所以我们先从积极的提示开始。

列出 3~5 件你生活中进展顺利的事情，或者列出 3~5 个你的长处。

1. _____

_____

2. _____

_____

3. _____

_____

4. _____

_____

5. _____

_____

列出 3~5 个孩子的优势。（如果你愿意，可以重新回顾第一章中"着眼于积极面"的练习。）

1. _____

_____

2. _____

_____

3. _____

_____

4. _____

_____

5. _____

_____

在下面的空格中，列出你想要你的孩子和家庭改善的地方。如果需要，可以增加一页。

_____

_____

现在，选择 1~2 个最有破坏性的事项最先开始处理。(后面的章节会提供很多工具和指导来告诉你如何做。) 尽你所能，将清单中的其他事项先放在一边，稍后处理。其中的一些问题可能会随着你和孩子处理第一个问题时学习到的新技能和技巧而随之改善。其他一些事情也可能得到提升，因为就像我们将在第七章中讨论的那样，有时忽视问题行为也是一个强有力的方法。

1. ＿＿＿＿＿＿＿＿＿＿＿＿＿＿＿＿＿＿＿＿＿＿＿＿＿

2. ＿＿＿＿＿＿＿＿＿＿＿＿＿＿＿＿＿＿＿＿＿＿＿＿＿

随着生活的继续，你可以监督更长的清单。当你解决第一个问题之后，将新的事项添加到当前的任务列表上，再开始处理。此外，时不时检查你的态度。对你的短期期望做一些调整是否可以减缓一些困难？记住，ADHD 会造成某些技能的发展迟缓。基于孩子当前的能力，可能要改善你列出的一些"问题"实际上是不合理的。还有，确保时常回顾孩子的长处，如果他学到了新的技能，记得把这些也加入列表里。

问与答

问：现在有太多关于 ADHD 的信息了，我怎么知道应该信哪个呢？

答：信息过载也是养育 ADHD 孩子比较有压力的原因之一。但是实际上，现在关于 ADHD 的病因和治疗已经有大量的科学知识。加固你自身的理解，并在出现任何疑惑时，寻找基于 ADHD 研究的可靠信息源。避免看片面而没有实质内容的文章。很多人对 ADHD 存在偏见，是因为在网络上以及其他地方，甚至主流期刊都会选择性地引用一些研究结果，刊登扭曲事实的文章来"吓唬"读者。

判断你是否有 ADHD

考虑到基因遗传，很多 ADHD 孩子的家长会怀疑自己是否曾经有过 ADHD，或者现在仍旧有。家长可能有时候会想：我自己可能也有一点 ADHD。我小时候和我的孩子一模一样。看着孩子从干预中获益可能会让家长也很好奇，自己是否也能通过干预得到改善。但是，大多数家长只是停留在这个念头上，没有进一步思考可以做些什么来减少自己的 ADHD 所带来的影响。

这一常见的反应说明了接受和放弃之间的重要区别。"接受"是指不纠结于一个事实：我有 ADHD，所以我不擅长集中注意力和组织规划。我需要一步一步去适应。而"放弃"通常是指各种意义上的放弃：我就是这样。我改不了。

你可能有 ADHD 吗?

俗语说"有其父必有其子"。有 ADHD 的家长养育 ADHD 孩子更为艰难。因此,管理孩子 ADHD 的关键步骤可能就是先管理好你自己 ADHD 所造成的影响。如果你相信自己有成人 ADHD,你可以:

- 完成成人 ADHD 筛查测试(成人 ADHD 自陈量表可供下载)。
- 从熟悉成人 ADHD 的心理学专家或精神病医生那儿获得评估。
- 如果可能,找到之前的学校记录分享给评估人员。
- 找到某个人,他可以提供你现在以及过去可能存在的症状的信息,如伴侣、朋友或父母。
- 认识到成人 ADHD 不仅仅是注意力的问题,还需要查看执行功能对生活的影响,如第二章所述。
- 与熟知 ADHD 的医生或心理学专家,或 ADHD 教练一起合作。
- 阅读与该主题相关的书籍。(见本书最后的"资料"部分。)

诊断的价值

仅仅思考自己是否有 ADHD 这个问题就会引发一些不好的情绪。你可能会因为自己没有克服 ADHD,或者没有尽早对此做些什么而感觉到自责或羞愧。你可能会为在你小时候,没有人了解你的 ADHD 或没有人帮助你而感到遗憾。

不管你的感受如何,你都需要知道即使你有 ADHD,这也不会给你下任何定义,它只是你的一部分。几乎每个人都有着这样或那样的身体疾病,如湿疹、糖尿病等。ADHD 也一样,与那些没有任何区别。

如果你不确定自己是否有 ADHD,请去做一个评估。如果你有 ADHD,就可以开始进行管理。你可以先试着使用本书提到的技巧,这些对于大人和孩子来说同等有效。如果放任你的 ADHD 不管,你会发现执行本书中的内容会变得越来越困难。

有 ADHD，代表你在生活的某些方面是"受损的"。如果你容易分心，或有些冲动，但是总体来说生活与工作一切顺利，那你并没有 ADHD。也就是说，ADHD 会影响个体的自尊、日常压力以及人际关系，并且它在造成肥胖、经济问题以及拖延上占据了一部分原因。因此，如果你有潜在的症状，又不尽快寻求评估，你可能会一直陷在这种妄自菲薄的状态中。

确切的诊断可以告诉你人生中挣扎背后的原因。这也是理解你可以如何更好地继续生活的一大进步。在任何年龄阶段，进步都是可能的，坚定的 ADHD 管理会减少你的日常压力，并且对你的幸福感和生产力都有潜在的帮助。

成人 ADHD

成人 ADHD 影响了至少 4% 的人群，尽管真实诊断率比这个低很多（Kessler et al., 2006）。很多有 ADHD 的成人都没有意识到自己在时间管理、情绪自我调节以及一系列对家庭、工作以及幸福感有影响的能力上存在长期挣扎背后的原因到底是什么。他们可能缺乏自信心，或者不恰当地把自己评价为懒惰、没有能力或缺乏动力的人。

成人 ADHD 的症状会影响整个家庭。由于 ADHD 对社交互动和沟通方式的影响，它对人际关系存在非常深远的影响。另外，因为养育策略大部分依靠的是一致的常规以及限制的设定，所以成人 ADHD 可能会让家长很难坚持使用这些养育策略，而使得原本就已经非常艰难的状况雪上加霜。

ADHD 从本质上来说是一种计划障碍。在你自身也存在 ADHD 的情况下，使用新策略来管理孩子的 ADHD 是非常有挑战性的，因为它损害的是你设定计划并执行的能力。花一点时间想一下，你是否可能存在 ADHD 的症状，如健忘、被动反应或很难维持家务常规、难以坚持行为计划或没有时间概念等。如果有，这些症状又是如何影响你的生活的呢？此外，每次与你自身 ADHD 存在潜在关联的情境出现时，都先暂停一下，通过执行功能的角度来系统地看这个问题。

注意力很重要

集中注意力，单凭这一点，对于将自己从自动化生活里拉出来就非常有益。有了正念，我们就不再是刻意地为了集中注意力而集中，并且，我们还会改变与自己嘈杂的内心世界的相处方式。

每时每刻大脑都在产生想法。并不是每一个想法、幻想或感受都值得得到反馈。其中有一些是值得去执行的，而有一些是随机、片面或丝毫没有用处的。就像你害怕有不好的事情会发生，但实际上并不一定会发生一样。举个例子，即使你已经为管理孩子的 ADHD 设定了计划，甚至当这个计划已经展示出了一些积极成果之后，你可能还是会被一些想法所困扰，比如，我要永远帮孩子做这些小事了。如果你意识不到这个模式，你可能就会被内心的这些想法限制住。

思绪总是飘忽不定。通过正念，我们练习把思绪引导回来，这个过程可以影响我们选择注意力集中点的频率。经过持续的练习，我们可以在每次注意力要分散的时候立刻把它拉回来。因为任何我们重复练习的事情都会在大脑里建立新的连接，所以最终这种新的方式会成为我们基础神经的一部分。通过这种方式，我们可以更加享受当前，并且更游刃有余地管理其余的事务：现在，我要把全部的注意力给我的孩子。稍后我再计划明天的会议。

如果你对此有所怀疑，请想一下：研究表明在 ADHD 人群中，正念的练习与集中以及转换注意能力的提升有关。通过 8 周或更短时间的正念练习，他们在压力水平、注意力水平以及执行功能测量结果上均表现出了进步（Zylowska et al., 2008）。大脑对于重复练习的反应和身体对反复锻炼的反应是一样的，任何人在任何年龄阶段都可以从这种方式的"认知锻炼"中获益。

注意力如何帮助你挣脱压力

在我们的精神过载和压力中，有一些是由于注意力集中的地方不当造成的。举个例子，我们可能总是在反思过去或者设想未来。过去发生的事情，或者之后可能会发生的事情都在困扰着我们，让我们无法前进。而与此同时，就在此时此地，当前的生活正在进行。实际上，当前的这一刻通常还不错，即使当时我们的注意力还困在其他地方。

我们还可能会被问题没法解决和困境无法改变的念头所限制：我孩子就是这样的，一直都只能是这样了。对于这种状况，我之前从未找到过解决办法，也永远不可能找到了。然而，生活中没有什么是不能改变的，只要付出有效的努力，我们就能够影响大部分事情。

下面这个简单的练习旨在选择注意力集中点，然后一次又一次把注意力拉回该集中点，从而为深远的改变奠定基础。任何我们真正集中注意力的时刻，都是一次让我们选择接下来要做什么的机会。下面的练习就可以帮助你开始将这种注意力集中到你的压力体验中。

 练习：注意你的压力体验

将一些注意力放到压力反应上会让你更早地注意到压力，并及早处理。绕开消极想法会引发消极情绪（反之亦然），造成身体感觉，随之又导致更多消极想法，这是个死循环。当你意识到这些体验正在出现时，你就可以打破这个循环。

花一点时间来回想一下你的压力体验。然后，在下面的空格中写下压力是如何影响你的身体、想法、情绪以及行为的。如果你不是很确定，就回忆一件近期发生的压力事件，然后想象其中的细节。如果你仍旧不确定，可以花几天时间监督自己的压力体验，然后回来继续完成这个练习。

身体感觉：＿＿＿＿＿＿＿＿＿＿＿＿＿＿＿＿＿＿＿＿＿

＿＿＿＿＿＿＿＿＿＿＿＿＿＿＿＿＿＿＿＿＿＿＿＿＿＿＿

＿＿＿＿＿＿＿＿＿＿＿＿＿＿＿＿＿＿＿＿＿＿＿＿＿＿＿

思维模式：＿＿＿＿＿＿＿＿＿＿＿＿＿＿＿＿＿＿＿＿＿＿

＿＿＿＿＿＿＿＿＿＿＿＿＿＿＿＿＿＿＿＿＿＿＿＿＿＿＿

＿＿＿＿＿＿＿＿＿＿＿＿＿＿＿＿＿＿＿＿＿＿＿＿＿＿＿

情绪状态：＿＿＿＿＿＿＿＿＿＿＿＿＿＿＿＿＿＿＿＿＿＿

＿＿＿＿＿＿＿＿＿＿＿＿＿＿＿＿＿＿＿＿＿＿＿＿＿＿＿

＿＿＿＿＿＿＿＿＿＿＿＿＿＿＿＿＿＿＿＿＿＿＿＿＿＿＿

有压力时的习惯性行为：＿＿＿＿＿＿＿＿＿＿＿＿＿＿＿＿

＿＿＿＿＿＿＿＿＿＿＿＿＿＿＿＿＿＿＿＿＿＿＿＿＿＿＿

＿＿＿＿＿＿＿＿＿＿＿＿＿＿＿＿＿＿＿＿＿＿＿＿＿＿＿

实践：更多地注意到生活的乐趣

我们总是在不经意之间错过愉快的时光。比如，你可能因为孩子忘记整理床铺而大发脾气，却没有注意到外面天气正好，阳光明媚。提高你的自我意识，把注意力重新集中到当前进展顺利的地方，从只会增加你压力的焦虑事件中抽离出来。

任何时间你都可以做正念练习，让自己沉浸于你很享受的体验里：我在这儿，给我的女儿读睡前故事。我们依偎在一起，她的头发散发出香味。她在笑。这让我想起了我的小时候，不过这不是我现在要想的事。现在，我要回到这个房间，我正在给孩子读睡前故事。

当你开始将更多的注意力放到积极体验上之后，你可能就会注意到大脑里产生的另一种想法：愉快总是伴随着一丝遗憾。你可能会担心美好的时光终将结束；你可能开始思考你的女儿会怎样长大，然后从家里搬走；你可能会害怕遗忘这些珍贵的时光。这种想要让人和物维持不变的情感也会造成压力。

在本项练习中，每天特别地将注意力集中到一个愉快的体验上。当你的思绪开始游离时，把注意力重新拉回到愉快的体验中。注意你的声音、身体感觉、情绪以及想法。下面是一张你可以用来记录体验的表格（表格可供下载）。

事件	声音	身体感觉	情绪	想法

保留自我照料的时间

人们常常会觉得没有片刻属于自己的时间。让我们来思考以下情境：如果每次你花15分钟冥想、跑步或跟朋友出去玩，就有人给你一万美金，你愿意吗？如果有人愿意花一万美金来让你跳过你的房子呢？后者显然是不可能的，然而给你自己留出时间却是可能的。

自主选择时间和地点开始自我照料。不断提醒自己，给自己留出时间对于你的整个家庭来说都有好处。不要等到事情没那么多的时候再给自己留出时间，而因此耽搁几个小时、几周、几个月甚至几年。也许就这样一直到最后也没留出时间给自己。同时，也不要太执着于理想化的休息时间。比如，认为只有长跑（而不是短跑）才有价值，或者只有长假（而不是在公园里休息半小时）才有价值。即使只有几分钟喝一杯茶或者安静待一会儿的时间，也会对你忙碌的一天很有帮助。

养育是一种让你谨小慎微且压力巨大的体验。我们计划着、希冀着和孩子一起大笑，充满爱意，然而生活中总是有很多我们无法避免、预料不到的事情发生。但是，我们仍旧可以努力教孩子一些基本技能，用沉着和智慧应对人生的起起伏伏。为了达到这个目的，首先我们要把这些品质在自己身上培养起来。

行动计划： 照顾好自己

针对孩子的 ADHD 实施新方法可能会让你倍感压力。在你努力尝试开展并维持一个有效策略的同时，忙碌而充满压力的生活也在继续。你不可能把生活的所有其他方面都抛下，仅集中在孩子的 ADHD 上。但是，你可以在任何时刻，为你的家庭选择和尝试新的生活方式。在这个过程中，重视你自己的自我照料是极为关键的部分。

☐ 找到能够帮助你保持理智的事情。写下来，注意一定要留出时间给它：

_____

☐ 给重要的人际关系留出时间。

☐ 尽可能将生活简单化，避免过度计划。

☐ 坚持管理孩子的 ADHD。首先处理重大问题，然后探索和处理所有 ADHD 对日常生活造成的细微影响。

☐ 为改变设定短期、现实的目标。

☐ 每天几次，花一些时间来安定自己，使用 STOP 练习帮助你对下一步行动做出慎重的决定。

☐ 当愉快的事情发生时，集中注意力到愉快的体验上。

☐ 每天安排一次有指导的正念练习。

第四章

改变从你开始

阅读本章你可以：

- 理解父母才是 ADHD 孩子改变的驱动力

- 建立支持系统以促进孩子发展生活技能，同时更顺利地料理家务

- 使用正念来支持 ADHD 的照料，减少你的被动反应，提高在问题解决中的灵敏度

尽管这听起来有些强人所难，但当孩子的执行功能技能还在发展时，父母实际上就充当了孩子执行功能的角色。在孩子有这个能力之前，你都不得不帮孩子做计划和组织事项。孩子还没有设定细致计划的观念，不会反思自己的成长，也没有能力根据需求调整计划。

思考下面这个例子：你的孩子坐着，正在专心致志地玩电子游戏。你在房间的另一头吼了一句"校车还有 10 分钟就要到啦！"但是孩子的 ADHD 导致他无法顺畅地将自己的注意力从游戏中转移到你的声音上。他含糊地回复了一句，但是根本没有注意到你说的话。9 分钟之后你发现他还在玩游戏。你愤怒地把电脑关了，但是孩子非常慌乱，尖叫着喊"我恨你"，然后开始大哭。

相反，如果你牢记着执行功能的内容，整个过程就会变成这样：你的孩子坐着，正在专心致志地玩电子游戏。意识到他的校车很快就要到了，你提醒他："现在要暂停游戏啦。车快要到了。"他继续玩游戏，你走近获得他的注意。虽然你会感到受挫，但是你还有一个可以依靠的王牌：你已经和他一起设计了奖励表（第六章会提及），其中一个可以获得一分的事项就是"说第一遍的时候认真听"。所以你就说，"我要数到 3，数完之后你还没有反应今天早上的积分就拿不到了哟。你确定你想这么做吗？"虽然他在哼哼抱怨，但他还是停止了游戏。你又加了一句，"你听得很认真，做得很好。现在我们要准时上学啦！"

在任何时候，你唯一能够直接控制的只有你自己。但是，你的话语和行动可以潜在地加剧或减缓当前的情境，也可以强化特定的模式并削弱其他模式。你并没有导致孩子的 ADHD，但是你能够在很大程度上影响接下来的每个瞬间。不管过去发生了什么，你都可以找到一个新的前进方向。

重新看待困难经历

通过正念练习，你可能开始认识到想法只是想法而已，本身并没有好或坏的区别，都只是一个稍纵即逝的念头。同样地，ADHD 的症状也只是一种症状表现而已。如果你的孩子现在无法在有压力时记住晨间常规，无法管理他的沮丧情绪，或无法处理其他与 ADHD 相关的经历，那么他就是做不到。这可能会让你也陷入负面情绪之中，但这就是事实。长期慢慢改变是可能的，但是在任何时候，ADHD 总会给你带来一些你当下无法改变的影响。

你对孩子 ADHD 的感受是真实存在的，即使有的时候你对自己的沮丧情绪感到沮丧。接受并不意味着强迫自己说"一切都很好"，你的感受依旧是真实的。并且，高估自己的接受程度以及心境的平和，实际上可能会让你更痛苦。

对于大多数人来说，不愉快的经历是人生的一部分，ADHD 孩子的父母也不例外。你的孩子挣扎于自我管理和情绪调节的困境中，这不可避免地会影响你。即使在不愉快的时刻，也要给你的孩子全部的注意，这样你就能更清晰地观察到孩子 ADHD 的细微差别，更有可能做出更有效的抉择。随着你对 ADHD 造成的影响有了完整的把握，并且以不同的方式对待你的孩子之后，你就可以朝着崭新的方向度过每一天。

我们如何处理不愉快的体验

即使最不愉快的体验也很少会像乍看之下有那么大的冲击力。举个例子，时差是非常不愉快的体验。你坐飞机出国参加会议，隔天在精神和身体上都倍感疲惫。

不仅如此，你可能还会担心，在稍后要参加的会议上会因为疲惫而表现得不好。你可能会埋怨自己没有坐早一些的航班，没有给自己多一点时间来调整。你也可能会纠结回程的痛苦：我在这儿待的时间比较久，会适应这边的时区。等我回国之后，周一上班应该会很痛苦。

到了会场，你发现一个重要的客户看起来非常紧张和疏远。因此，你就开始担心：她可能不会选我们的方案了。她根本不会听我们的报告。你脑海里这种消极的想法此起彼伏，使你整个人身心疲惫。但真实的情况是，会议才刚刚开始，她的紧张和疏远可以有很多原因。可能她的爸爸得了流感。是你的想法扭曲了你的认知。

你因为时差很痛苦，仅此而已。下一次你可以选择早一班的飞机，或者回国后给自己多一点时间。现在重要的是会议的进行，你知道自己已经准备得很充分了。认识到这些之后，再问你自己：当下的情境中最佳的选择是什么？

 练习：探索不愉快体验的细节

就我们遇到的所有情境来说，实际的细节都比我们的印象要轻微。现在思考一下你和孩子经常会遇到的 ADHD 的典型挑战。你真实的体验是什么？孩子真实的体验是什么？你对未来的恐惧或对过去的后悔是如何加剧你的体验的？你的情绪状态是如何影响当下的情境的？

在这个练习中，你会就某个具体的不愉快体验回答下列问题。选择任意一个最近发生的或再次出现的不愉快体验，并不一定要选择你脑海里最先出现的最有挑战性的体验。按照下列提示描述体验的具体方面，同时培养更细致的视角来看待它。

不愉快的体验：＿＿＿＿＿＿＿＿＿＿＿＿＿＿＿＿＿＿＿＿＿＿
＿＿＿＿＿＿＿＿＿＿＿＿＿＿＿＿＿＿＿＿＿＿＿＿＿＿＿＿＿＿＿
＿＿＿＿＿＿＿＿＿＿＿＿＿＿＿＿＿＿＿＿＿＿＿＿＿＿＿＿＿＿＿

发生时的想法：＿＿＿＿＿＿＿＿＿＿＿＿＿＿＿＿＿＿＿＿＿＿＿
＿＿＿＿＿＿＿＿＿＿＿＿＿＿＿＿＿＿＿＿＿＿＿＿＿＿＿＿＿＿＿
＿＿＿＿＿＿＿＿＿＿＿＿＿＿＿＿＿＿＿＿＿＿＿＿＿＿＿＿＿＿＿

发生时的情绪：_____

_____

_____

发生时的身体感觉：_____

_____

_____

想到不愉快体验，你现在的想法、情绪和身体感觉：_____

_____

_____

_____

_____

　　压力体验通常比表面上看起来更为复杂。无数想法、情绪以及身体感觉可能在我们的意识层面之下火上浇油。不愉快的事情发生之后，我们的内心会夸大它带来的影响。不尝试做改变，仅仅在它发生时更多地意识到体验的各个方面。

抓住缰绳

　　当一个孩子在说话上落后于同龄孩子时，大人就会本能地调整自己的语言和期望值。如果一个孩子在学走路上进展缓慢，大人就会提供支持而不是催促。对于 ADHD 孩子来说，落后的表现或与年龄不符的行为通常都被错误地归结为孩子缺乏努力或不注意。但是，与其他任何一种发展迟缓一样，ADHD 都需要大人给孩子提供恰当的干预，帮助他们找到自己的方向。

　　与 ADHD 孩子生活在一起的父母因为孩子的行为而感到沮丧、失望或无法承受是很常见的，但是要记住：如果你期望今天有新进展，却不改变你的方法，那很可能只会徒增烦恼。如果孩子的 ADHD 导致的某种困难一直重复出现，你就需要针对性地处理，为改变创造契机。

　　对于什么是符合当前年龄的标准放宽之后，你就能认识到孩子当前的实际能力。虽然给予足够的时间，孩子可能在某些问题上发生蜕变，但如果没有有效的干预方案，你就不能期待孩子有更快的成长和进步。与其纠结于你的孩子应该是什么样的，或者应该有什么样的表现，不如把 ADHD 重新定义为某些特定技能的发展迟缓。

问题行为常见的导火索之一就是要求 ADHD 孩子做一些超出他当前能力范围的事情。如果孩子还不能在没有提示的情况下独立做好上学准备，对他提这种要求就会引发冲突。如果学业上的要求超出了孩子当前独立完成作业的能力水平，他就会在学校里表现得不如意。另一方面，如果你能够调整环境来帮助孩子管理 ADHD，他在行为和学业上的改善就会随之而来。

把 ADHD 看作一种自我管理障碍，每个孩子都有独特的表现，这能够让家长做出明智的养育选择。不管你的孩子是玩的时候很难转移注意，还是房间极其杂乱，抑或是每次都不能把正确的书带回家来完成家庭作业，你都要记住这些行为是 ADHD 的症状。因此，你不应该惩罚这些行为，而是应该为孩子克服这些缺点设定干预和支持的方案。

我们说的话，我们说话的方式，我们选择做和不做的事情，所有这些行为都有其潜在的影响，这是基本行为管理策略的基础。你能够通过积极的反馈来强化和加强恰当的行为（见第六章）。你也能够通过忽视或指正来减少不良行为（见第七章）。通过持续的反馈，你的孩子会知道每一个选择都有其后果。以这种方式，你就可以抓住 ADHD 的缰绳。

实践：15 次呼吸

随着你对孩子 ADHD 认识的逐步加深，并学到了越来越多管理 ADHD 的知识，你仍旧需要持续保持对自身的觉察。留意你每次感到焦虑、停滞或疲惫不堪的时候。虽然这些感受忽来忽去，但是它们与 ADHD 的神经基础一样是真实存在的。在为管理孩子 ADHD 设定计划时，你要继续重视你在前一章中开始的工作：照顾好你自己。

对于家长来说，找到哪怕片刻的休息、练习或者和朋友聊天的时间都非常不容易。另外一种休息的方法是"15 次正念呼吸"（Gunaratana，2014），仅需要 60 秒左右的时间。当你开始感到焦躁或疲惫时，或者当你在一天中从某事项转移到下一个活动时，总还是有那么一分钟的时间可以给自己进行调整的。

做这个练习时，你需要集中在 15 次呼吸中，不要尝试做任何观察和放任之外的事情。预料到会有扰乱的想法和牵扯着你的事情出现。当你的思维开始游移时，就要拉回原来的地方。以非强制的方式，将你的注意力带回当前的时刻，你的呼吸照旧。

太多的焦虑和精神疲劳是因为各种繁杂的想法而产生的：待办事项、害怕、后悔等。我们的大脑很难从这些无端的念头中挣脱开。不要强行压抑这些想法，而是暂时放空。在忙碌的一天中，允许你自己有 15 次呼吸的时间，在这段时间里不去定计划或者解决任何问题。在这一分钟正念的时间中，你可以重建自我，为自己重新定位方向。

培养独立性

为了帮助你的孩子跨越 ADHD 的栅栏，你需要制定短期的安全网和为独立而准备的长期计划。刚开始的时候，你可能会充当执行功能的每一个角色，即使你面对的是一个高中生。如果你的孩子在班里是落后的，你可能需要重新设计他的学习计划。在这个新计划协调整合并显示出有效性之前，你必须坚持每天一丝不苟地引导孩子，确保进度。

举个例子，健忘是 ADHD 的症状之一。如果你的孩子忘记交作业，找到解决方法就是你的任务（可能需要和孩子的老师或 ADHD 专家合作）。通过创建提示，你可以避免一次又一次毫无用处的争论。随着这些提示显示出有效性并促成新的习惯行为，你就可以让孩子自己为这些行为负责。

有时候，一些家长害怕这些支持会变成孩子的依赖，而实际上这些支持能够让孩子更遵守时间。鼓励努力和合适的行为，创建教学新技能的系统。通过这种方式认识到 ADHD 广泛的影响，你就能帮助孩子增强自信，让他茁壮成长。

由成人制定并维持的详细项目并不能让 ADHD 孩子独立，但能帮助其获得成功。ADHD 孩子没有成人的支持可能会惊慌失措，因为他们缺乏自行克服 ADHD 的计划技巧。但是这种被引导而获得的点点滴滴的小成功最终会积攒成巨大的成就，之后独立和动机都会随之而来。

青少年的典型发展特征会加重干预的困难度，他们抗拒成人的参与，想要独立。而矛盾的是，他们也想成为团队的一员，跟朋友一起讨论时尚、兴趣和看法。因为他们想要融入群体，这可能会导致他们否认那些与众不同的医学疾病，不管是 ADHD、糖尿病还是任何其他可能的症状。

但重要的是，ADHD 青少年通常都不具备自行管理 ADHD 所需的成熟的自我意识或逻辑技巧。对于年幼一些的孩子，你可以在不需要孩子参与的情况下把策略大致设定到位。但是对于青少年来说，你需要和他们合作，即使有时候他们很抗拒。下面是几个可能对你有帮助的技巧：

- 尽可能鼓励沟通和讨论，听取孩子的建议，并将合理的建议与计划结合。
- 提供有效的选项："在午饭时间或放学后，你可以得到一次额外的帮助"。
- 可以合理地让步，但是绝对不可以减少让孩子克服 ADHD 的机会。
- 使用奖励（见第六章）来鼓励孩子服从计划。
- 如果孩子抗拒父母的参与，可以帮助孩子找一位导师、心理学专家或 ADHD 教练来协助。

执行功能管理工具包

成人可以通过自己的行动以及对环境的调整来帮助孩子管理 ADHD，从而影响孩子 ADHD 的进程。这个概念被称为"系统外化"，最初由 ADHD 专家 Russell Barkley（2006）提出。它指的是使用常规、清单、提示以及任何其他事物来回避对还未发展成熟的执行功能技能的依赖。这种方法可以减轻在家务事项上付出的精力，也可以帮助步入成人期的 ADHD 个体将糟糕的执行功能带来的影响降到最低。

　　清楚认识孩子的 ADHD 并怀着现实的期望，这不仅会舒缓你每一天的生活，还会让你的孩子更有可能在每项任务中获得成功。随着你对孩子执行功能困难的处理越来越得心应手，很多家庭冲突都会随之消逝。如果你可以适时调整自己的行为，你的生活、你周围人的生活都会变得更加轻松。

　　接下来的内容能帮助你开始通过执行功能的视角来管理孩子的 ADHD。简单回顾一下，这 6 个执行功能技能分别是注意力管理、行动管理、任务管理、信息管理、情绪管理以及努力管理。需要注意的是，没有必要完全遵守以下所有建议。不是每个 ADHD 个体都会在执行功能的每个方面遇到挫折，他们的问题模式也不一样。选择那些看起来对你的孩子和家庭最为契合的方面，并制作明显的提示来确保每个人都能同步执行计划。

帮助孩子管理注意力

　　注意力和 ADHD 的主题向来都很复杂。就像我们讨论过的那样，ADHD 孩子并不仅仅是注意力分散而已。有时候，他们在认知任务上难以维持注意力。而有时候，他们可能会过于集中，很难转移自己的注意力。下面是一些对孩子的注意力管理有所帮助的技巧：

- 在提要求之前先获得孩子全部的注意力。等孩子做事的间隙再说话，或者用言语或肢体线索提醒孩子，比如轻拍孩子的肩头。

- 尽可能转移注意力。给孩子提醒，使用倒计时（"还有 10 分钟睡觉"，"还有 5 分钟要睡觉啦"，以此类推）。确保你在提醒孩子之前已经获得了他的全部注意力。

- 利用计时来协助注意力的集中。举个例子，把学业任务分解为可控的部分，或者给任务定下结束时间，比如收拾和整理。后者甚至可以设计成一种游戏："让我们看看能不能把所有东西在 2 分钟之内整理完！"

- 创建一块远离玩具和电视的工作区域，使孩子注意力被分散的可能性降到最低。

- 创建一块成人可以监督的写家庭作业和工作的区域。最好是一个不受外界影响，孩子可以全身心投入的地方，孩子的卧室或厨房的桌子就不是合适的选择。

- 让孩子参与一些能够建立持久集中力和注意力的活动，比如瑜伽、正念练习或类似象棋的游戏。（见第十一章关于儿童正念练习的内容。）

- 监督孩子上网的时间。虽然科技产品能够起到娱乐的作用，也可能可以帮孩子组织规划，但是不可否认它经常使很多 ADHD 孩子分心甚至沉迷。（这部分内容会在第十章提到。）

帮助孩子管理行动

ADHD 的复杂面之一是多动、焦躁、冲动以及难以自我监控行为。记住，这些仅仅是 ADHD 的症状，并不完全在孩子的掌控之下。即便如此，在你执行的计划起效之前，你都会觉得非常艰辛和疲惫。在这些症状持续出现时，下面的一些小建议可能会帮助你更好地管理它们：

- 使用赞美、奖励和限制制定行为计划，来建立自我监控行为所需的技能（见第六章和第七章）。

- 鼓励孩子全天使用 STOP 练习。这个练习能够创造反思的机会，帮助孩子管理自己的活动。

- 计划休息。做好 ADHD 短期现实和长期目标之间的平衡。一直重复争论孩子的焦躁问题并不会有任何好处，只会让所有的人更沮丧。制定有计划的休息时间，允许孩子消耗过度的精力。比如，课间吃饭时让孩子在餐厅外短跑，这也许能稍微减缓孩子躁动不安的问题。

- 给孩子的每一天设置常规的课间运动时间。确保孩子参与学校课间休息，确保课间休息会组织身体活动。让你的孩子到操场上玩耍，在院子里玩游戏，或进行趣味赛跑。

问与答

问：如果 ADHD 涉及的是执行功能发展的迟缓，那为什么还有治疗的必要？难道这些孩子不会最终慢慢赶上吗？

答：执行功能的技能在许多年里一直都在慢慢进化，一些孩子逐渐成长后便不再属于 ADHD 的诊断范畴。大多数孩子都至少会在某些症状，尤其是在多动的程度和冲动抑制上减轻。然而，这些改变进度十分缓慢，大多数都需要好几年的时间。执行功能对于社交发展和学业学习来说都是必需的技能，它使得个体的自尊、自信和情绪弹性得以健康发展。如果你寄希望于孩子能够自行成长逃离 ADHD 的诊断范围，而放任 5 年甚至 10 年的时光流走，那么孩子其他的发展领域也有可能会因此延缓。早期干预会将 ADHD 对个体造成的影响降到最低，给个体的成长和终生带来帮助。

帮助孩子管理任务

对于很多 ADHD 个体来说，任务管理都是一项核心缺陷，尤其随着成人期的临近，独立的需求逐年上涨，但是技能的发展却依旧迟滞不前。一个只有 12 岁孩子计划能力的高中生，即使在抗拒或者学校政策不允许的情况下，仍旧可以从成人的支持中获益。对孩子的任务管理技能持有现实的了解，对于 ADHD 有效的长期管理来说是本质要求。更具体地来说，下面是一些你可以用来支持孩子任务管理的技巧：

- 设定提醒并让成人提供提示。对于 ADHD 孩子来说，把控时间和执行待办事项是一项持续的挑战，因此外部线索的支持会给他们提供很多帮助。

- 把复杂任务分成较小的步骤，并设定每个步骤的截止日期和时间线。如果你有很好的执行功能，你本能地就会知道长期任务的实现需要很多小行动，但是对于 ADHD 个体来说，这个能力却不是与生俱来的。

- 规划必需的事项。因为 ADHD 孩子时间意识很差，所以开放式的规划（"你这周末要花一些时间来学习"）大部分都会以失败告终。ADHD 孩子经常会忘记、逃避或无法集中于没有明确规划的事项。从学习到家务活，你需要把每一个事项都写在孩子的日程表上。

- 维持稳定的常规。（这部分内容会在第十章详细讨论。）虽然维持常规并不容易，尤其是当家长也有 ADHD 时，但这是对家庭生活顺利进行以及教孩子生活技能来说最为重要的方法。把当前年龄阶段的所有常规用文字或图示一步一步地表现出来。即使有的孩子心里已经知道这些细节了，ADHD 的症状也可能会让他们脱离常规。与其盼望着他们能够记住所有的内容，不如强调清单的使用，这也会变成一项对他们有帮助的人生习惯。

- 让你的孩子迈向独立。常规可以教孩子组织规划，因此你要养成问孩子的习惯："你用清单了吗？"不是单独提示孩子做每一项任务，而是通过指导孩子参照计划清单来强化自我监控的能力，直到孩子能够自己独立查看清单。把清单贴在孩子容易看到的地方：卧室、厨房和浴室等显眼的位置。对于上中学或更大一些的孩子来说，需要逐步让他们也参与到每日和每周计划清单的设定中来，一起讨论时间管理和日程安排的细节。

组织，执行功能和计划

ADHD 对于计划和问题解决的影响可能非常微妙。思考下面这个例子：老师布置了写一份读书报告的任务，并且提供了一系列可供选择的书目，把项目分成了几个部分，给每个部分都设置了截止日期（在某个日期之前阅读书本，在某个日期之后列出书本内容大纲，在某个日期时需要完成报告的写作等），然后在这期间对学生的完成情况进行监督。

这个计划看起来很完美，但是对于 ADHD 孩子来说，执行功能的缺陷可能会在意想不到的地方给他使绊子。比如，仅仅"选一本书"这个任务就能让孩子困在原地。因为孩子有可能在查看每个书本选项的时候过于深入，他上网对每本书都做了深入的调查，却迟迟不做决定，或者也有可能会在第一个选项上就浪费了整个晚上的时间。

为了让你的孩子使用有力的计划方法，你需要创建一个初始策略，然后根据孩子的反应随时进行调整。因此，回到刚才的例子上，那个孩子接下来就需要家长或老师来指导书目的选择。

对于任何与 ADHD 相关的计划，都需要设定清晰的步骤，并且根据结果吸取经验进行调整。当你眼看着自认为完美的计划分崩离析时，先暂停，深呼吸几次，然后再根据孩子的执行功能能力重新调整计划。

帮助孩子管理信息

分类、组织以及管理信息的能力依赖于执行功能，在问题解决、对话或写作上学以致用和有效利用的能力也来源于执行功能。即使执行短期的要求也依赖于健全的信息管理能力，对于 ADHD 孩子来说更是如此，在坚持完成要求的同时还要在课堂中认真学习是非常困难的。下面是一些能够帮助孩子进行信息管理的小建议：

- 让要求尽可能简单和简短，最好一次只给一个步骤。孩子反抗行为的常见原因之一就是一次性给了大量的任务，结果孩子在这个过程中完全跑偏了方向。每次给出一到两个步骤的要求，监督完成情况，然后再进行下一步。

- 把要求写下来。在常规的维持期间，如果要求是多步骤的，就需要给孩子提供文字或图示的清单。

- 任何不熟悉的任务都需要信息管理能力来解决问题或寻找策略。把孩子在阅读、写作和数学上的基础技能习得放在首位。这些领域的流畅性会降低学习环境中对孩子执行功能技能的要求。

帮助孩子管理情绪

ADHD 孩子并不是故意要崩溃或爆发的。乱发脾气、挫折忍受能力差、抱怨以及其他情绪不成熟的症状都体现了情绪管理技能习得的滞后。当然，这些破坏性强且挑战性大的行为对于每个人来说都是巨大的压力。即使这些行为出现在公众场合，你觉得那一刻似乎每个人的目光都投向了你，你内心的批判已经马上就要脱口而出了，你仍然要坚定地认识到这些行为并不是任何人的错。不过，即使不是你的错，你也可以帮助孩子学会管理自己的情绪。下面是一些小建议：

- 使用减少不恰当行为的行为策略（第六章和第七章会更多地讲到这部分内容）。当你共情地感知到孩子感到沮丧时，就需要提前对他的行为设置限制。

- 练习行为的分类，设定优先次序，先处理最严重的行为（打人），然后再处理不那么着急的问题行为（在地板上乱滚）。

- 预测困难的情境并和孩子一起讨论。提前提供恰当行为的选项，使用可以缓和情境的词语和行为："下一次你觉得自己要生气了的时候，你可以去自己的房间休息一下，直到你心情平复为止"。

- 练习情绪分类。通过讨论和你对自己经验的描述，以及使用相关的儿童书籍来帮助你的孩子学会辨识和描述情绪。对情绪进行口头分类也会减轻其影响。

- 让孩子与心理学专家合作。就像学打曲线球或打鼓一样，一对一的训练方式对情绪管理来说同样有效。

- 当孩子开始生气、恼怒或慌乱的时候，鼓励他用 STOP 练习。多年之前的《纽约时报》上，一位小学生把正念形容为在生气的时候"忍住不给别人一拳"（P.L.Brown，2007）。STOP 练习就是其中一种方法。

帮助孩子管理努力

ADHD 会破坏维持集中力的能力，对需要持续的认知努力或长期计划能力的活动来说更是如此。ADHD 孩子在动机和努力上面临的复杂困难需要孩子的家长和老师细致入微的支持。下面是一些可能对你有帮助的策略：

- 通过赞扬和奖励来鼓励维持努力的行为。即使你觉得孩子应该能够独立完成某项任务，也要给出积极的反馈来加强他的动机。使用奖励表（见第六章）来建立一种协同合作而不是争吵的方法："你完成家庭作业之后会得到一分。"以这种方式，你将协助孩子一步一步走向成功。

- 对孩子的家庭作业进行调整，使得其花费的时间是合理的。虽然现在大多数学校并没有遵守，但实际上对于家庭作业的时长，美国的标准建议是每个年级 10 分钟：二年级不超过 20 分钟，六年级不超过 60 分钟，以此类推。你在第八章会学习到，家庭作业的主要意义是强化课堂中学习的内容，以及教孩子一些责任意识，除此之外并没有其他更多的意义。

- 将任务划分为几个部分，为每个部分设定休息时间来帮助孩子维持注意力。

- 允许有额外的时间（或者根本就不给任务规定时间）。如果时间的压力影响了孩子的表现，那从一开始就允许他有更多的时间。

杜绝完美主义

作为父母，你不可避免地会对孩子的 ADHD 造成影响，这是无须辩论的事实。仅仅因为我们建议你和孩子需要培养某些技能并且改变一些习惯，并不代表你做错了。并且，即使你能够描述如何以最佳方式养育 ADHD 孩子，也不代表你就能够执行这些想法并且长时间坚持。

"完美"这个概念本身就会引发消极的精神怪圈。如果你意识到自己的言行并没有达到自己设想的高度，你对自己没有完美处理好某个状况的评价就会加重你的痛苦。不管是有意识地还是无意识地，你可能会埋怨孩子没能符合你的"完美"定义，或者你可能担心你的父母、朋友或邻居会因为孩子的"不完美"行为而对你妄加评判。完美是遥不可及的，因此你越是努力去争取，就越有可能深陷其中，注定落得失败的下场。

有时候，这些评价会渗入你的生活。可能你对你的家庭聚会有所期待，认为每个感恩节假期都应该像你想象的那样，一家人带着笑脸围在桌旁其乐融融。而现实却是大家争吵斗嘴，孩子们偷溜出去玩，火鸡无人问津，整个场面一片混乱。

不管对他人还是对你自己，当你能够放开你对完美的期望时，你就能以开放的心态享受当下进展顺利的事。你也能够在事情不如你意时，更快地自我恢复。回到感恩节的例子上，可能聚在一起的时候大多数人都感到很愉快，这种不完美的出现正是因为你在和你的想象做比较。

没有人能够像 20 世纪 50 年代情景剧里的父母一样——愉快、镇静而睿智。尽管你努力让自己更有意识地生活，更正念地养育孩子，一旦现实没能按照你所设定的进行时，你仍然很容易陷入自我埋怨的境地：如果我是一个好家长，那我应该能够马上应用读到的所有与 ADHD 管理相关的内容。我不会大吼大叫。我会让孩子早在 3 年前就得到诊断……这些自我评价的习惯只会带来更多的压力。我们都是有缺陷的，我们都在挣扎着努力想要做到最好。

放开完美主义可以让你在为人父母的道路上走得更轻松一些。

　　如果我们对每个人都会体验到的复杂混乱的人生经历多一些自我意识，就能够对自己的反应习惯和设想更熟悉，比如反复出现的自我批判。如果你能够温和地对自己的养育习惯进行自我教育，这些批判对你人生的影响就会小很多。在发现自己陷入自我否定之后，也能够更快平复，重新调整面对自己和孩子的态度。每次你意识到内心喧嚣着自己的言行不够完美时，都先暂停一下，看着这个风暴慢慢消失，然后再回到生活原本快乐和嘈杂的样子。下面的练习会帮助你实现这一点。

实践：观察天气

　　我们的体验大多都是来了又去，与我们的所做所想并没有太大的关系。感受就像季风一样，但是我们却没有认识到这个事实，而是把自己搞得精疲力竭，困在其中徒增烦恼。为了建立洞察力——对你人生中能够和不能够改变的事物进行辨别的能力，像观察天空中飘过的云彩一样，练习观察所有的体验，这会对你非常有帮助。

　　最开始，你可能只用10分钟来做这个练习。设置闹钟，避免中途看时间。

　　　　舒适地坐在椅子上，或者躺着。可以闭着眼睛，也可以将你的视线放在不会让你兴奋的位置上。观察你的呼吸，认识到它不需要你刻意去做任何事情就能持续一整天。你的呼吸是你注意力始终存在的锚，每次你的思维要溜走时，你就可以利用呼吸引导自己回来。

　　在本项练习中，或者在一整天里你都会有各式各样的内部体验出现，比如想法和情绪。现在，只是简单地注意并且观察出现的体验，把这些体验当作不带情感色彩的现象，比如天气。

　　注意你的想法，看着它们出现又消失，而不进行干涉。在其他时候，你可能会想要解决问题，纠正一些错误，或者追求一些新的创造性的东西。但是，就现在而言，只要观察想法的出现和消失。任何值得你注意的重要事项都可以留到练习结束之后再进行。

情绪可能会以相同的方式出现——放松的、无聊的、不安的、兴奋的或者其他情绪。它们可能与你的经历有关。但也有很多都是没有由来的，自然出现又消失的。

就像你看向窗外，看着一场风暴出现然后消失那样，也这样观察你的想法、情绪以及其他任何你遇到的体验。就在这几分钟里，让一切自然发生。

正念的意图并不在于逃避。实际上，以这种方式观察你的体验有时正好能让你注意到平时被忽视的部分。你回避的或遗漏的情绪或想法可能就会突然变得清晰。在你的观察和行动之间留有空间总是有其价值的，而这种空间就可以通过观察你体验到的"天气"变化来获得。

揭开 ADHD 的面纱

想象一下：早上你和孩子一起等校车时，你笑着和孩子开玩笑，孩子也开心地笑着。这会如何影响孩子的感受，以及他对一个上学路上坐在校车过道中间的孩子可能做出的行为？

反过来，想象一下有一天你的早晨过得一塌糊涂，心情相当低落和不满，于是你皱着眉头，形式化地亲了亲孩子的额头。然后你严肃地对孩子说，"不要又忘记交你的家庭作业"，之后就转身走开了。

孩子在这种情境之后又会如何表现呢？虽然你的行为并不一定对稍后孩子在校车上的表现有立即直接的影响，但影响仍旧是有的。它们影响的不仅是你的孩子，还有孩子在一天中遇到的其他人。

虽然这种影响听起来可能有些可怕，但是这种因果关系也可以是好事。

实现小的改变总是可能的，这些点滴的改变经过几周、几月甚至几年的累积终将汇成巨大的好处。当我们处于自动反应模式时，我们并没有真正意识到发生在自己身上的事情。给予自己的行为更多的注意和意识，你就可以创造出你所期望的积极改变。

 练习：重新定义行为和学业挑战

对于生活的任何方面，都需要考虑执行功能发展的迟缓可能对孩子造成的损害，以及对此你可以提供的支持。举个例子，如果他不能在玩电子游戏的时候迅速把自己的注意力转移到你说话的内容上，你在一开始可以如何得到孩子的注意呢？

与其抱着对孩子完美行为的期望，不如使用本章提到的工具来找到管理问题的新途径。将你对孩子的担忧硬塞到执行功能的某个部分中是没有必要的，很多挑战都可以通过对多种认知技能的支持得到解决，但是在你寻找创造性问题解决方法时可以参考执行功能的 6 个领域。

在本项练习中，选择你的行为分类表中的一个行动待办事项。然后参考本章"执行功能管理工具包"部分给出的帮助策略，寻找你可以用来处理这个问题的技巧。后面的章节还会有更多针对各种主题而定的具体行动方案。现阶段，把 ADHD 看成一种执行功能的发展迟缓，首先考虑如何调整自己的行为和期望。

行为或学业上的担忧：_____

_____

_____

我可以支持注意力管理的方法：_____

_____

_____

我可以支持行动管理的方法：_____

_____

_____

我可以支持任务管理的方法：_____

_____

_____

我可以支持信息管理的方法：_____

_____

_____

我可以支持情绪管理的方法：_____

_____

_____

我可以支持努力管理的方法：_____

_____

_____

行动计划：系统外化

现在你已经拥有很多可以支持孩子克服执行功能困难的工具，你可以开始采取具体的步骤来实现改变了。记住，虽然你的孩子需要付出切实的努力，但是你也不能期望孩子的能力立刻突飞猛进。为了实现改变，你需要对环境进行调整，教孩子新技能，或者使用新的干预方法。

☐ 从你的行为分类表中选择一个初始目标。可以是本章上一个练习中你选择的目标，将目标写在下面：

_____

☐ 选择本章"执行功能管理工具包"部分的技巧并开始实行，将技巧写在下面：

_____

_____

☐ 继续进行每日的正念练习。随着时间的推移，与你在练习中付出的努力程度相匹配，你的韧性、责任感以及专注力将得到提升。

☐ 使用 15 次呼吸和 STOP 练习来摆脱自动化的应对机制。

☐ 给你决定使用的新 ADHD 管理技巧和正念练习制作提示：

    ☐ 将提示贴在你经常可以看到的地方。

    ☐ 在电脑或手机上设置闹铃来提醒自己。预估可能会有压力的时间段，比如写家庭作业、睡觉或早晨的时间，设计针对这些时间段的提示。

    ☐ 寻求他人的支持，来帮助你坚持计划。与你的朋友、伴侣、治疗师或其他你信任的人一起讨论计划。

☐ 回到你管理孩子 ADHD 的计划中，根据需要练习正念，不要刻意逼迫自己。新的习惯要花很久的时间才会变得根深蒂固。当你忘记遵循，或者你尝试的计划并没有马上起效时，需要回到原地并重新调整。

第五章

仔细倾听，认识多动症对沟通的影响

阅读本章你可以：

- 认识 ADHD 对沟通的影响并了解如何进行管理

- 监控你自己的行为对与孩子沟通造成的影响

- 使用正念来支持清晰有力的沟通技巧

我们的大脑会一直不停地产生各种思绪，并不是所有的思绪都有用。很多我们对自身、他人以及整个世界的理念和设想都会被认为是事实。我们可能会相信内心批判的声音：我搞砸了，或者每个人都在看着我。可能当孩子说"我周六晚上能待在乔伊家吗"时，我们会怀疑他是否还有其他安排。我们总是放任杂乱无章的想法和情绪肆意影响我们的生活。

当你能够更好地注意到自己的各种思绪后，你就可以在做出一系列被动反应之前意识到自己陷入的精神困境。你可能会暂停一小会儿，避免陷入根深蒂固的精神习惯，意识到"我现在很乱。我最好能够注意自己接下来要说的话"。你还可以开始看到你的内心批判（我糟透了；我在想些什么？）和认识到自己确实犯了错（我说错了）之间的区别。

如果你不以这种方式自省，总有一些事情会让你混乱，会在不经意间引发你的焦虑。你可能就会因此陷入无能为力的沉默中，或者忙于应对散乱的情绪而无法创造性地解决问题，这些都是因为你意识之外的一些东西将你带入了焦虑模式。

处于自动反应模式时，习惯性的模式会不可避免地影响你行动和说话的方式。如果你无意识地期望7岁的孩子可以在吃饭的时候一直安静坐着，这就会让你在每次孩子离开座位的时候都非常生气。但是如果你意识到了这个导火线，你就可以选择一条不同的路径，允许孩子稍微离开一下桌子，在孩子保持安坐时给予奖励，或者暂时放松一下行为标准。突然间，你会发现吃饭时每个人都相处得更好了。这种改变都是从意识的改变开始的。

找到中间地带

不管当下孩子的表现有多失控，多不感兴趣，或者多无理，你的言行仍旧可以潜在地加重或减轻当前的情境。你的这些选择还会教孩子如何管理冲突，并影响他的沟通方式。你当然可以选择用大喊大叫、严厉批评或沉默来控制孩子的行为，但是这只会让孩子认为喊叫、暴力或不负责任能取胜。你需要找到一块中间地带，让你在坚持自己信念的同时还可以进行有效和冷静的沟通。

ADHD 对沟通的影响

执行功能能够让我们将每天接触到的大量信息进行分类，从正确注意课堂中的声音，到在快节奏的讨论期间组织回复。在这些技能上发展落后的孩子经常会遗漏被问到的信息，在自我表达上也存在困难。不管是在家还是在学校，你都可以充分思考 ADHD 对孩子沟通可能造成的影响，使你和孩子的生活更为顺利。为了帮助你更有效地与孩子进行沟通，我们来看一下到底 ADHD 是如何影响沟通的。

言语流畅性

研究显示 ADHD 孩子存在构音障碍的风险，这会影响说话时发出特定具体声音的能力（Kim & Kaiser，2000）。研究发现，这些言语上的困难可能与 ADHD 的风险有关（Cohen et al., 1998；Lewis et al., 2012）。除此之外，ADHD 孩子通常在讲话时，存在流畅性和发音质量的困难。与只有学习障碍的同伴相比，ADHD 孩子在讲话时显示出更高的音量和更不稳定的音高，并伴随类似发音多次停顿等模式（Breznitz，2003）。

ADHD 孩子在尝试组织自己的思维时，会习惯性地出现更多的言语重复或赘词，有点类似口吃的现象。这听起来可能有点像，"这是一个关于……嗯……嗯……故事……是关于……认识……嗯……"这种模式可能会导致他人的误解，对方也会很不耐烦，尤其当对方也是孩子的时候，因为他们并不像大人那样有更广泛更成熟的视角。最终交流就会因为一方的放弃，或者插话试图帮孩子表达而受到阻碍。

语言发展

ADHD 孩子与同龄人在言语处理方式上是不一样的。对于初学者来说，ADHD 孩子更有可能出现言语迟缓（Sciberras et al., 2014）。此外，他们更有可能因为分心以及 ADHD 的其他相关症状而在讲话时偏离主题。在谈话时经常很难找到正确的词，很难迅速将想法整合在一起，也可能经常做出离题的评论。即使他们掌握了良好的语法，也会因为计划的困难在组织句子上出现错误。

受 ADHD 的直接影响，即使没有特定的言语迟缓，处理快速口语信息的困难也可能造成听力理解能力受损。他们有理解的能力，但是 ADHD 会使得他们遗漏部分细节。在听的时候，他们可能会遗失对话的思路，而没有注意到关键信息。这会让他们的行为看起来是完全违背对方意图的，但实际上这是因为他们在一开始就没有听到要求。

对于 ADHD 孩子来说，在一群人中或者非常喧闹的情境中注意信息交流尤其困难。集中注意力在一个人身上，或者在不同讲话人身上来回转移注意力对他们而言也是巨大的挑战。这一点可以部分解释为什么 ADHD 个体会觉得一对一的交流远比群体交流容易。出于这些原因，ADHD 孩子在同时可能会发生多种状况的教室环境中更容易分心，比如有几个成人在同时指导不同的课程。

此外，ADHD 还会造成一次性处理大量词汇的困难。一个 8 岁孩子可能能够听到并理解没有停顿的连续 12 个词，但是对一个有 ADHD 的 8 岁孩子来说，接受 7 或 8 个词已经是极限了（McInnes et al., 2003）。更长的句子中的信息就有可能被遗漏。很显然，遗漏句子的后半部分会很大程度上改变一个句子的意义，比如"你可以出去和朋友一起玩，但是要等你的家庭作业做完之后"。

这个问题显然与听觉系统无关。信息已经被接收了，但是执行功能的受损导致这些信息没有被正确管理。大脑的信息管理功能受损，导致对方说话内容的细节被跳过了。

语用语言

语用语言包含了口语以及非言语沟通的社会习俗，而 ADHD 的核心症状会导致这方面的沟通出现障碍。像答案控制不住脱口而出、打断对话、话说太多以及说话太大声这些行为都可能会使沟通不顺畅。在 ADHD 个体中，即使有着非常不错的词汇量和理解力，也有可能出现语用上的困难而使得社交流畅度大打折扣。

这些困难与自闭症谱系障碍的孩子会遇到的困难类似，但不完全一样。对于自闭症的孩子来说，重点在于他们无法凭直觉抓住社交线索，就定义而言，他们存在语用语言的迟缓。与 ADHD 孩子不一样，他们在社交和沟通的众多技能上有先天性的发展迟缓。

对于 ADHD 孩子来说，非言语语言和社交互动的理解能力一般来说是完整的。他们能够正确认识非言语沟通以及基本的沟通规则，比如"等轮到你的时候再回答。"但是，因为分心、冲动或其他执行功能的受损，他们有时候可能没办法遵循这些社交沟通规则，或者甚至根本就没有意识到这些社交线索。

记录你的谈话

心理学家 John Gottman 曾经说过，在一段健康的婚姻中，积极的反馈远多于消极的反馈（Gottman，2012）。这一条几乎适用于所有的关系。但是 ADHD 孩子由于执行功能问题以及其他相关的行为而需要更多的指正，他们经常也因此会得到持续负面的纠正性反馈，使得总体的反馈严重偏向消极的那一面。

在忙碌的一天中你们准备要出门时，整个状况可能是这样的："快点，我们要迟到啦！你刷完牙了吗？有没有把衣服放在篮子里？你的外套在哪儿？不要再跟你妹妹吵架啦。快点！去坐车！”在这个慌乱的状况下，当然很容易只集中于当前必须完成的事项上。即使是最有耐心最具有支持性的父母也不得不帮着辅助 ADHD 孩子的一天，使得反馈慢慢偏向于负面。

纠正并没有错，也经常无法避免，敷衍和形式主义的夸赞通常也不会起什么作用。因此，要养成习惯去注意和赞扬哪怕很微小的成功，这种有意识的努力可以与负面的评价进行平衡。大多数时候你都可以发现孩子一些成功完成的事情，你的孩子也会从你的鼓励话语中获益："谢谢！你马上就把衣服穿好了。""你听得很认真，真棒。"

在这期间，坚持正念的练习也很有帮助。每个人的思绪都有散乱的时候。我们都会有犹豫不决的时刻。消极的体验，比如争吵，经常会在停止之后依旧占据我们的注意力。当消极的体验发生时，我们再也无法清晰认识到当前发生的事件。正念可以帮助我们意识到并且集中在积极的一面，而不是被困在消极的情绪中无法自拔。

行动比语言更重要：帮助孩子处理沟通问题

当你在监督自己的沟通类型时，你可能也想开始帮助孩子处理沟通问题。下列策略有助于沟通的增强或提升。一些策略可以帮助解决孩子的沟通问题，一些则可以帮助你调整自身的沟通类型。

寻求评估。如果你或与孩子接触的某个人对孩子任一方面的沟通能力存在担忧，都可以给孩子做言语测试，然后开始进行针对性的治疗。尽管人们对于"听觉处理"这个术语存在误解，但是这些症状经常在学习障碍或 ADHD 群体身上出现。处理这些潜在的障碍远比基于听觉的干预来得有效。

如果孩子社交有困难，就需要处理语用语言问题。如果孩子的语言技能也是受损的，单独的行为计划可能并不能充分缓解孩子的社交困难。这时候可能就需要一位熟悉语用语言的言语治疗师进行协助。

鼓励语言的发展。对于年幼的孩子来说，需要尽可能让他多参与对话，重视书本和在家一起阅读的时间。"教育性"电视节目和 DVD 并不会促进孩子语言能力的提升（Christakis et al., 2009）。积极的照料者是孩子最好的学习对象（DeLoache et al., 2010）。你还可以通过重新构架孩子所说的内容来帮助孩子建立言语技巧。举个例子，如果一个有言语发展迟缓的学步期孩子指着一个牛奶盒，说"奶"，你就可以回应"你想喝牛奶吗？"如果一个稍微大一点的孩子在描述自己一天发生的事情时，表述得非常杂乱无章，你就可以稍微引导一下，让他回到刚开始的主题上，并且帮助他延伸自己的想法："所以你今天休息的时候玩得很开心。告诉我你是怎么玩游戏的呀？"

等待，直到你得到孩子全部注意力。在对孩子提要求或开始对话之前，确保孩子是在聆听的。如果你在孩子的注意力还在别的地方时就讲话，他很有可能会遗漏重要的细节。用简单的提示来帮助他把注意力转移到你身上，比如"约瑟夫，我有一个问题要问你。"也可以使用肢体接触，比如轻轻拍一下孩子的肩膀或其他部位。一旦你得到了孩子的注意力，就可以试着保持眼神接触。

在对话时给孩子更多时间。如果你的孩子在总结自己的想法上有困难，可以给孩子充分冷静下来并组织语言的时间。尽量在孩子说完之后再讲话，不要随意插话或者帮他说完句子。

表达清晰并且确保你的信息被孩子理解。发音清晰并使用手势，比如用手指数要点。在有需要的时候重复自己所说的话，不要带着偏见或居高临下的态度。可以让孩子重述他所理解的你所说的内容。

将要求分开用短句进行表述。把你的要求简单化，每次只让孩子做一件事情，这可以提高他理解并执行的成功率。这也会让你有更多机会给出针对性的表扬，从而进一步支持有效的行为计划。

在困难的对话之后考虑是否有沟通弥补的需要。有效的沟通并不一定要求完美。我们都会或多或少地出现自我表达或耐心聆听的困难。在沟通之后，需要思考自己是否有需要就一些细节进行阐述，道歉，或者告诉孩子你还想听到哪些内容。这些都是有效沟通的关键部分。

弥补沟通

你无条件全心爱着你的孩子，虽然他有时候会让你动怒。他每天早晨5点会起床读书，尽管你也知道如果能够让他多睡一会儿，他会开心很多。你一直在尽量控制自己，忽视他的各种牢骚和脾气，但是这些负面的情绪可能会持续好几个月，而且来来回回都是因为同样的事情。

情绪慢慢地积累，直到有一瞬间达到了你能忍受的极限。于是你做了你发誓自己绝对不可以做的事情。你回避，极度愤怒，或者觉得无计可施。你可能会重拾旧的、不那么有效的沟通习惯，或者甚至因此抛弃了整个管理孩子 ADHD 的想法。

那答案是什么呢？很多时候根本没有完美的单一解决办法。弥补这种状况的第一步，是在处理这些问题之前，先反省你自身的感受。暂停一下让局势逐渐缓和，然后花一点时间换位思考孩子的感受。如果需要，向孩子道歉，或者做出补偿。先用语言表达妥协的意图，然后付诸行动，并尝试用新的方法引导孩子前进。

沟通之镜

与听到的内容相比，孩子总是能够通过观察父母的言行学到更多。你希望孩子获得哪些应对紧张的对话的技能呢？关于沟通的复杂性，比如礼仪、倾听、冲突处理、尊重地说话等，你希望孩子通过你的行动学会哪些呢？

练习：专注于沟通的成功

西班牙的一句经典俗语说道，"在开口之前，确保你所说的胜于沉默不语。"遵循这条告诫的方法之一就是监控你和孩子沟通的一小段时间，看看你是如何习惯性地和孩子沟通的。接下来的练习会帮助你做到这点。

在接下来的几天里，观察你是如何和孩子沟通的，注意最有效和最无效的沟通模式。下面的例子是一些阻碍成功沟通的说话方式。注意你有多少次以这些方式进行了沟通，如果你注意到你就要这么做了的时候，暂停并考虑采取不同的方法：

- 在孩子话还没说完之前就开始讲话
- 帮孩子说完整句话
- 使用过长的句子（超过 10 个词），没有暂停
- 说话时没有停下来倾听
- 在提供指导或提问的时候用了包含多个部分的句子
- 被动地敷衍应答你的孩子，而不是有目的地回应
- 用讽刺的评论来纠正孩子："都说了一千次了，去写作业！"
- 用伤人的话语表达你失望、沮丧或生气的情绪："我不可能永远照顾你。"

与此同时，监控自己给孩子提供鼓励以及积极努力促成成功沟通的频率。尽量分类并指出进展顺利的部分，不管是言语上的还是带有肢体动作的。在孩子进行下一项活动前，留意这些时刻。开始专注于每一天给孩子提供更多的正面反馈而不是负面反馈，比如带有下面句子的乐观的陈述：

- "谢谢你可以……"
- "……做得很棒"
- "你在……的时候，我很开心"
- "……做得很好"

为了提高你的成功率，花一点时间来想一下你可以用来鼓励孩子的正面话语，在下面列出你觉得比较自然的表达，这样在需要的时候你就会更容易地想起来：

_____

_____

_____

_____

_____

正念和沟通

再次重申一下，正念并不意味着对自己定位松散，然后任由自己一点一点退步。而是通过暂停和注意力的集中，识别出自己想要培养的个人特质，以及想要改掉的习惯。这样就可以在你迷失的时候不过度纠结，回到你原本的意图上。

将正念带到有意识和责任心的沟通之中。当你离开自动反应模式之后，你就可以注意到所有发生事情之间的细微差别，然后稍微暂停一下重新整理自己的思绪。这一点可能在进行激烈的讨论时难以实现，但是这的确会让你最大程度贴近自己原本的意图。

为了更加真诚地回应，你需要在一开始就协调好自己可能会出现的一系列反应。你可能会发现自我批判的内心声音，发现自己一直纠结于关于未来或过去的思绪，或仅仅意识到自己醒来之后心情很糟糕，导致脸色很差。

即使对看似简单的生活经历的本能反应，通常也可以反映出各种思绪和情绪的重叠。因此，你可能会因为孩子没有做家庭作业而生气，但这里面或许还包含更深一层次的恐惧，你也许在担心，如果孩子的学业表现不能提高，5 年之后会出现什么后果。或者可能你在儿童时期也在完成家庭作业上遇到过很多困难，而那段记忆更加重了你现阶段的感受。

为了让你在回应他人，尤其是孩子时更加真诚，意识到你在沟通时产生的感受的各个方面是非常有帮助的，尤其是你的想法、情绪、肢体语言以及感觉。下面我们一一进行阐述。

意识到你的想法。当你和孩子对话时，你可能已经决定好了他会如何回应以及会说什么。你可能会基于过去所见来预设孩子的过失，但可能这一次根本不是孩子的错。没有什么比认定是对方的过失能更快结束一段对话的了，就像你冲进房间喊"还不出来！你最好能解释清楚为什么还没有做家庭作业！"你可能预计着孩子会找各种借口和否认，但是也有可能他在计划一种新的写作业方法。记住，想法仅仅是想法而已，有时候可能准确，有时候不准确。要做到全心地倾听，你必须把先入为主的判断、推测和假设放在一边，并认识到他人的立场，即使在你不同意的时候。

意识到你的情绪。在压力之下，大脑的恐惧中心会接过掌控权，切断灵活思考和回应的能力，让肢体和神经反射占据主导地位。过度的愤怒、沮丧、焦虑或精疲力竭很可能会阻止一场有成效、有目的的对话。这时候，最好的方法就是休息一下，尽你所能让自己平复下来，从而允许更多技术性的沟通。做一个简单的正念练习会对此有所帮助。但是，有时候在继续开始之前并没有让自己平复心情的机会。正念在这时也可以起到作用：意识到你现在很烦躁，并不在最佳状态。

意识到你的肢体语言。我们的身体通常会比我们所说的话透露更多信息。任何一个优秀的扑克玩家都能告诉你面部表情、特殊习惯以及自我控制的方式可以透露个体的想法。当与孩子互动时，监控你的面部表情、你与孩子之间的距离、你的手臂姿势以及任何其他肢体语言。同样地，也要监控自己在表达时的语音和语调。

意识到你的身体感觉。同样地，注意你的身体感觉，这可以让你在对话即将要出岔子时意识到，然后重新自我指正。举个例子，如果你模糊地感觉到了自己紧张时带来的恶心感，这可能就是你即将要崩溃的最初信号，这个信号出现的时机远早于你真正意识到自己要崩溃的时候。通过注意你紧张的双手、紧皱的眉头或者任何其他可能出现的警示标志，你就可以尽早介入，在一开始就打破被动反应的循环。

意识到 ADHD。对 ADHD 的意识严格来讲并不是你内在体验的一部分，因为意识到 ADHD 本身就会包含各种想法、情绪以及感觉。在你尝试与孩子进行更为有效的沟通时，意识到孩子的 ADHD 相当有帮助。比如，了解他的注意力分散、冲动、中途打断、讲话太大声或者话太多都可能会干扰你们的讨论。能够意识到这些都是 ADHD 的症状，可以多少帮助你减少挫折感和过激反应，提高你进行有效沟通的能力。

问与答

问：我觉得所有这些自我检查都非常耗神。为什么我非得时刻保持注意呢？我就不能也任性一下开心就好？

答：在练习正念的时候，一个常见的错误认知就是认为正念太过严格。你可能会觉得正念需要一直注意自己的感受，而不是如常生活，这样的理解是偏颇的。因为如果是这样，正念也不会比冲动行事带来更多益处。正念练习就像是为弦乐器调弦：要求注意力不会太紧绷，也不会太松散。如果你觉得付出的精力过多了，那就往后退一小步。实际上，练习正念可以促进自发性，也会增加乐趣，只要你能够放弃之前看事情的旧方式，尝试一些新的东西。

 练习：想象给朋友的沟通建议

通过想象你会给一个遭遇沟通困难的朋友哪些建议，本项练习（以及后文的一个相关练习）将帮助你改善沟通方式。在练习的第一部分，通读指导语，然后把书放在一边开始练习。

在开始的时候，先安静地坐几分钟。闭上眼睛，或者睁着眼把视线的焦点放到地板上，然后尽你所能观察自己的呼吸。每当你的思绪飘走时，把注意力拉回到呼吸上。

现在想象你有一个朋友，她的上司非常不讲理。她今天需要与上司会面解决工作中遇到的一个问题。你的朋友不是造成上司反复无常的原因，但是她说的话或表现自己的方式可能会使得整场对话恶化成口头争吵，或者使她不得已一无所获地离开房间，而也有可能缓和局势，让对话走上正轨。那么，你会给她哪些建议来帮助她有效掌控局面呢？考虑情境的所有方面：

- 她可以如何提出自己的主张并且保持对话的平稳？
- 什么可以帮助她坚持自己的主张？
- 什么可以维持整个局面平衡且有效？
- 她可以如何把持自己？她可以使用什么样的声音和语言？
- 她内心可能会想如何处理这种状况？她能用什么样的想法来引导自己？

你可以随时结束本部分的练习，然后正念呼吸几次，再睁开眼睛。

现在在下面的空白处整理出你想给朋友的建议。之后，你可以通过反思这些描述来为自己与孩子的沟通模式建立意图。

声音，包括语调、说话的频率、句子的长度、暂停去听以及环境中的分心物：＿＿＿＿＿＿＿＿＿＿＿＿＿＿＿＿＿＿＿＿＿＿＿＿＿＿＿＿＿＿＿＿＿＿＿

＿＿＿

＿＿＿

肢体语言，包括面部表情和姿势：＿＿＿＿＿＿＿＿＿＿＿＿＿＿＿＿＿＿＿＿＿＿＿＿＿＿＿

＿＿＿

＿＿＿

身体感觉：＿＿＿＿＿＿＿＿＿＿＿＿＿＿＿＿＿＿＿＿＿＿＿＿＿＿＿＿＿＿＿＿＿＿＿＿＿＿＿

_____

_____

想象互动之前、之中以及之后的情绪状态：_____

_____

_____

想法和设想，包括互动之前的期望以及之后的反思：_____

_____

_____

用 ADHD 计划支持正念沟通

与大多数人一样，你可能想象过自己会如何完美地管理冲突，并且你可能已经认识到了平心静气和慎重的方法所带来的好处。你可能会记住要暂停，并回到你原本的意图上。但是，如果在你暂停之后觉得自己还是深陷困境，完全不知道接下来应该做些什么会怎么样呢？

当你没有一个应对 ADHD 的有力计划时，你很难维持有效的回应。你可能最终还是喊叫、妥协或做了你之前决心再也不做的事情。确定对孩子使用的直接沟通策略，能够让你更加容易坚持自己原本的意图。因此，你需要在保持正念的同时，还有一个缜密计划的支撑。

在稍微冷静一些之后，有了反省的时间，你就可以使用本书中会持续学习到的技巧来建立新的策略。针对最经常困扰你的情境想出针对性的解决方法。当这些情境再次发生时，你就可以暂停，采取另一种方法：我觉得快要气炸了，但是我还得提醒孩子这个行为的后果。然后把这个解决方式写下来，贴在你可以看到的地方。

在一段时间里，持续监督与孩子之间的沟通。频繁使用 STOP 练习，暂停并有意识地按照原本的意图行动和说话。使用你在"想象给朋友的沟通建议"练习中所写的内容来提醒你原本的意图，也可以把它贴出来作为提醒。

练习：观察你的沟通方式

本项练习与"想象给朋友的沟通建议"练习较为类似，但是这次是想象自己与孩子的对话。

与之前的练习一样，先给自己几分钟正念呼吸的时间。然后回想最近与孩子发生的一次困难对话。通过互动的各个方面引导你自己，包括你的想法、情绪以及身体感觉。你可以随时结束本部分的练习，然后正念呼吸几次。

接下来，花一点时间把互动的不同方面写在下面的空白处。

声音，包括语调、说话的频率、句子的长度、暂停去听以及环境中的干扰：_____

_____

肢体语言，包括面部表情和姿势：_____

_____

身体感觉：_____

_____

想象互动之前、之中以及之后的情绪状态：_____

_____

想法和设想，包括互动之前的期望以及之后的反思：_____

_____

现在对比你在这儿写的内容与前一个练习中的内容。这两者有哪些相似之处呢？哪些是不一样的？注意你的自我判断"做得好"与"做得差"，以及任何你感觉让自己或孩子失望的瞬间。再次强调，这些都只是你内心的批判而已。

　　最后，根据你所学的内容，为你与孩子的沟通设定一个新的意图。继续执行计划，不要抱有期望，遵从你的意图，让每一段新的对话都能打开更加有效和支持的沟通大门。

行动计划：练习正念沟通

任何对话的进行都会受到每个人把控自己的方式的影响。即使在最紧张的瞬间，你都有机会通过倾听和更可能成功的自我表达方式来缓和当前的局势。即使孩子似乎故意和你对着干，管理你的对话也会对此有所改善。下面一些具体的步骤可以帮助你领会这种方法：

☐ 先听。当你觉得需要进行严肃的对话时，先让孩子有机会表达他的立场。如果你不同意，先暂停并解释为什么你不同意。

☐ 注意到你对与孩子的对话将会如何进行的期望，或者你对他想法的预设，在倾听时把这些都放到一边。

☐ 监控你的肢体语言、姿势、语调以及面部表情，确保它们与你当前想表达的意思是一致的。

☐ 监控你的情绪状态及其对当前情境的影响。如果你感觉到了强烈的情绪，可以考虑休息一下，或者下一次再讨论。

☐ 在说话之前和中间都暂停。确保孩子说完了你再回应，并且确保轮到你说话的时候孩子也在听。如果你不确定，可以偶尔要求重复或改述。

☐ 使用 STOP 或 15 次呼吸练习来进行自我监督。对于任何有挑战性的对话，都可以暂停，正念呼吸几次，在开始之前以及中间进行阶段性的自我观察。然后，把自己重新调整到你原本与孩子沟通的意图上。

☐ 持续你的日常正念练习，可以同时使用当下即刻可用的练习，比如STOP 和 15 次呼吸，以及更加正式的练习，比如注意呼吸或正念进食。

第六章

行为管理：用赞扬和奖励强调成功

阅读本章你可以：

- 建立基于成功的行为管理方法
- 创造有成效的、循序渐进的方法来强化基于家庭的行为计划
- 使用正念来加强积极的行为支持

人们总是觉得幸福会在未来的某一天到来：一旦我的工作环境稳定下来……只要我们可以买得起一辆新车……，以及甚至——尤其是——一旦我孩子的 ADHD 能够得到控制……而与此同时，生活仍在继续。如果幸福总是在远方的终点线，那今天会发生什么呢？

这种对于生活的信念与生活实际样子的不匹配本身就会造成非常多的焦虑。有时候，压力可以被看成是在我们没有得到自己想要的东西，或者得到的是自己不想要的东西时产生的。事物并没有"应该"的样子，这一点必须有所秉持。

坚持认为某些事情应该是怎样的，也会损害你为孩子设定成功行为计划的能力。孩子忘记家庭作业就是一个很好的例子：他是高中生了，但是他还不能按时交作业。他应该能够对自己更负责任，更刻苦一些才对。他应该再注意一些。这种状况激怒了你，激怒了孩子的老师，甚至你的孩子。从今天开始，抛弃那些事情不应该是这样的念头会让你有什么感受呢？健忘本来就是 ADHD 的特定症状之一，尽管这一点容易令周围的人沮丧和混乱。当然，认为事情应该不一样并不会改变整个状况，但是设计新计划可能会促成改变。

有时候，我们抛弃"应该"的信念就可以避免好几个问题。可能有一天你不再收拾女儿凌乱的房间，不再因此事与孩子争论，也许你们两个人就都能有稍稍喘息的机会。几周房间没人打扫之后，可能你的女儿就能意识到定期清理房间的好处了。有时候，放手实际上可以让你找到一个解决问题的新方式，同时还能缓解很多压力。

这种放手并不意味着做受气包，也不意味着当事情不顺利的时候你还一味乐观。你还是有想处理的事情。但是，你可以努力培养自己在当前情境中舒适生活的能力，与此同时，尽量让自己做出创造性的、客观的决定。

孩子的 ADHD 是你生活的一部分，你没有办法改变这一事实。意识到你现阶段可以做到的，以及接受自己不能改变的，这两者之间的平衡可以增加你在解决问题时让自己和孩子感到舒适的可能性。这同样也是有效行为管理的关键步骤：看清 ADHD 的症状本质，同时执行针对性的计划来处理问题，并且为未来的发展培养技能。

第一步是为你的孩子提供健康的支持性环境，强调积极的反馈。几乎每一个行为或教育项目都会把这一步当作最重要的起始点。

有影响力的父母和孩子

当生活每天都混乱无比的时候，你的第一个念头可能并不会放在对孩子的赞扬和奖励上，尤其是当孩子有越来越多问题行为时。可能孩子和朋友一开始还玩得好好的，不一会儿，你的孩子突然就把冰激凌倒在了好朋友的衬衫上。可能学年刚开始的时候一切都很顺利，突然孩子的老师就给你发了一封邮件问你之前的 7 份数学表格去哪里了。或者，可能你意识到自己再也记不起孩子卧室那一地垃圾下面地毯的颜色了……而且昨天你还把金耳环掉在里面了。

在这些挑战之中，强调孩子的成功是有效行为计划的基础。积极的反馈是调整行为的关键工具。虽然惩罚似乎是一个更有力的消除问题行为的方式（可能在某些特定情境中是必须的），但是积极的反馈对于促进孩子的健康关系、韧性、动机以及自信心来说都至关重要。

对于 ADHD 孩子来说，所有行为计划都是由父母开始的。即使你真的希望孩子能够理解什么才对他有益，你设计并执行的解决方法是最有效的。虽然孩子似乎应该自行发展相应的技能，但是对 ADHD 孩子进行个性化行为干预是处理与之相伴的问题（比如焦虑和自尊）的最有效方法（MTA Cooperative Group，1999）。随着孩子一天天长大，个性化治疗也可以指导孩子自行管理 ADHD。对于其他所有事情来说，父母更有可能坚持执行并长时间维持成功的计划，即使很难查探每天的干预结果。

> **问与答**
>
> **问：** 我家里还有其他孩子，我该怎么给这一个 ADHD 孩子设定计划呢？
>
> **答：** 任何能够支持 ADHD 孩子的方法都可以帮助所有孩子，并且任何与 ADHD 相关的概念也能在调整后适用于帮助整个家庭。与其使用两种教养方式或多种行为系统，倒不如对每个人都使用同样的方法。

开始行为训练

正如之前所讨论的，因为 ADHD 涉及执行功能技能的困难，ADHD 孩子在一天之中需要非常多次的纠正和指导。因此，大多数 ADHD 孩子总是会得到过度的负面反馈。但是，指导也不能被完全抛弃，因为你必须要让孩子按时上学，帮助他完成每天的基本任务。

在积极反馈和消极反馈间做到平衡需要专注且主动的付出。然而这很具挑战性，因为 ADHD 孩子在回应时很慢，也经常动机不足，觉得坚持常规很难。然而，日积月累，你在积极反馈上的付出会使你的生活更容易。这对孩子的幸福也非常重要。为了达到这个目标，本章涵盖了正强化以及其他强调成功的具体技巧，让你即使在处理问题行为的同时，也可以提供积极反馈。（第七章将讨论如何技巧性地设置限制。）这 3 个正强化的核心组成部分分别为：

- 持续陪伴
- 提供针对性的赞扬
- 使用明确的奖励

在任何情况下都坚持这些准则，即使你当时需要训诫孩子。花时间培养每一个部分，直到完全建立后再进行下一个部分。以这种方式，你就可以为自己和孩子建立一个成功的平台。

每天一次，给孩子你全部的注意力

你可能已经发觉，问题行为通常始于寻求关注。孩子依赖与父母在一起的优质时间，即使从他们的言行中不能明显地看出来。与孩子一起度过优质时间并不会让孩子自行改变所有棘手行为，但是这可以为你和孩子的关系建立坚实的基础。

在所有日常生活的需求之中，家庭相处的时间很容易被疏忽。即使是一家人一起坐下来吃饭这样一件简单直接的事情都与儿童期幸福相关（Fiese & Schwartz，2008）。阶段性地花时间重新查看你的家庭日程表，然后根据你所珍视的顺序重新排序。与此同时，承诺每天有一次能够给孩子你全部的注意力，记住下面这些提示：

- 规划陪伴孩子的时间，并且坚持守约。你可能需要根据每个人的行程在不同的日子里安排不同的时间。如果你有不止一个孩子，你可能需要在孩子之间轮流安排陪伴的时间。如果工作日你需要工作，确保将周末留给家人。
- 安排至少 15 分钟的陪伴时间。
- 在这段时间里，尽你所能全身心集中在孩子身上。
- 在你规定的陪伴时间里，把手机和电视都关掉，让孩子主导，不管他想去哪里。让你的孩子选择活动（只要不违反家庭规则）。也就是说，鼓励孩子选择一个需要你们两个人参与的活动，而不是你看着他一个人做些什么，比如他一个人玩最喜欢的单机游戏。

游戏中的 PRIDE

让孩子主导并不简单。一个亲子互动疗法的行为项目（Eyberg & Funderburk，2011）认为下面的 PRIDE 定式可以引导你更好地集中于游戏。

P（Praise）＝赞扬：通过给出即刻的反馈来鼓励恰当的行为："你提问很有礼貌，做得很好！"

R（Reflect）＝反馈：重复并对孩子的言行进行评论："你和约翰一起玩冰冻游戏了？听起来很有趣呢。"

I（Imitate）＝模仿：孩子玩的时候你模仿。如果孩子想象玩偶坐校车去学校，你也参与并跟着一起玩。如果他在画画，你也可以画画。

D（Describe）＝描述：表示出兴趣，并通过描述你所看见的来扩充孩子的词汇量。"伊丽莎白坐在秋千上？她今天是和谁一起玩的？"

E（Enjoy）＝享受：在你们一起玩的时候，不管孩子说什么做什么，你都要表现出热情。

提供针对性的赞扬

在与孩子相处的日常生活中，每次观察到一个你想要鼓励的行为时注意给出积极反馈。孩子会被积极的评论所激励，尽管这从表面上看并不明显。即使一个愠怒的青少年也会因为直接听到你的认可而有所获益。

除了更普遍地给出积极反馈之外，你还可以用赞扬来选择性地强化具体的习惯和行为。下面是一些如何行事的要点。

选择你最想培养的行为。你可以通过评论来促进某个特定的行为："你看！你在校车来前5分钟就准备好了。真是太棒了！"

在孩子犯错之前就指出他的成功之处。大多数孩子都可以在转瞬间就从恰当的行为转变成你不希望看到的行为。当你注意到孩子成功做了某个目标行为后，就要立刻让他知道，以防他脱离正轨：当你看见他和兄弟姐妹一起玩得很好（在争吵之前）时，当他开始做作业（还没有抱怨）时，等等。

重视孩子喜欢的活动并让他体验到成功。ADHD经常会影响社交技能和学业表现，因此你可以帮助孩子培养兴趣，让他能够在别的地方体验到成功。让孩子知道你珍视所有他感兴趣的东西，不管是艺术和运动，还是写作和舞蹈。

避免苍白的赞扬。针对性的赞扬会强调你想要培养的具体行为。苍白的赞扬，换句话来说，就是不明确的积极反馈，或者对不受孩子控制的事情的赞扬。一些研究者（Mueller & Dweck，1998）认为苍白的赞扬会对长期的动机造成破坏，尤其是对固定特质的赞扬（"你真聪明"）多于努力（"你一定付出了很多努力"）时。

赞美努力。如果你赞扬孩子的毅力和努力，孩子的长期动机会得到最大程度的提升。相反，关注更具体的结果，比如成绩或胜利，会破坏长期努力，也会让 ADHD 孩子受挫，毕竟其症状总是使得他们的成功之路障碍重重。再者，针对努力而不是具体的成功可以增加你给出赞扬的机会："你跑得很好，绊倒正说明了你跑得很努力。"

正念会让你更容易给出针对性的赞扬，因为它能够帮助你避免人类大脑中常见的负性偏向。我们的大脑总是对看起来危险的或有待修补的东西非常重视，这种偏向贯穿我们的生活。问题行为总是能够抓住我们的注意力。大多数成功的行为却得不到我们的注意，这是不争的事实。

在家庭时间里，当你意识到自己陷在纷扰的思绪之中，或者为家庭事务所困时，把自己拉回当下这一刻。这通常需要有意识的努力，因为你需要记得同时注意到并评论你之前不会注意的小事。正念练习可以帮助你持续指出你想鼓励的具体行为。

实践：记感恩日记

人类的大脑总是充斥着自我保护，使得我们很难放开任何看起来不对或存在潜在危险的东西。当然，这对于保护自己远离危险来说是非常重要的神经反射。在你的一天之中，会有无数的事情发生。虽然大多数可能进展顺利，但是困难的或令人不愉快的瞬间总是很突出，看起来尤为重要。反抗这种倾向才能更好地增加你人生的幸福感。

做到这一点的一种方式就是记感恩日记。在一天结束之时，回想一下这一天，简单记录下你感激的或进展顺利的事情。形式并不重要，你可以记在笔记本或手机里。如果你特别地把你对孩子感激的事情也写下来，这个方法也能支持你给孩子积极反馈。

建立奖励系统

当父母能够奖励问题行为的对立面，那么孩子就能得到积极反馈，同时还可以避免可能会导致惩罚的行为。如果你使用了这个核心的行为调整原则，不管孩子的年龄多大，你都可以强化你想鼓励的行为。这也给你提供了一个与孩子合作获得成功的机会。

奖励系统并不是只对结束问题行为有帮助，还可以强化孩子对常规的遵守，使得活动转移更为顺利，而这两方面通常都是 ADHD 孩子的困难之处："来，快点上床睡觉。你差一点儿就能得到新的玩偶啦！"在设计奖励的时候，你还需要根据孩子做任务时的态度进行调整。举个例子，孩子完成作业可以拿到一分，但是只有在他没有大发脾气的情况下才可以得分。

ADHD 孩子的父母经常（非常可以理解）很快就会放弃奖励系统，认为这个系统没有效果或者见效不够快。父母还经常持有隐秘的信念，认为孩子应该能够更本能地主动上进。此外，维持奖励计划所需要的能量可能看起来在慢慢削减。尽管存在这些常见的障碍，这种类型的行为计划还是能够缓解很多家庭压力，并根除很多破坏性行为。

 练习： 建立奖励系统

本项练习会引导你演练一遍设计有效奖励系统的所有步骤。在每一步骤上你都可以花充分的时间，在执行新计划的时候给自己和孩子足够的耐心，然后根据需要进行调整。

从行为分类开始

你不可能期望一次性克服所有的问题行为。同时处理太多事情会降低计划的有效性，如果计划太过复杂，对父母和孩子来说都会负担过重，也很难维持。比如，"整理床铺，对妹妹友好一些，确保完成家庭作业，你每完成一项就可以拿到一分。等你拿到两百分，就会得到一个奖励。"这样太复杂了，你需要把整个计划设计得更简单，保持计划的稳定性，并且随着时间的流逝对应着增加新的条目。

针对最初的奖励系统，选择 1~2 个现阶段最有问题的行为写在下面：

1. _____

2. _____

对于你现在没有积极处理的事件，尽可能先放在一边，以减缓过度的焦虑。如果你现在没有积极地处理某件事，这件事可能不会很快改变，但是时机到了你就会去处理。实际上，就像在第七章中将讨论的那样，简单地忽略问题行为也可能会有所改善。

确定问题行为的对立面

将一个恰当的行为定义为你想要消除的某个行为的对立面，这就是你的目标行为。举个例子，为了减少孩子的抱怨，你可以选择"礼貌讲话"作为目标行为，或者如果孩子在吃饭的时候嘴里食物塞得过满，你可以奖励礼貌的餐桌礼仪。这种方法能让孩子体验到成功，而不是失败。

在下面写上问题行为的对立面，即目标行为：

1. _____

2. _____

强调朝向改变的可持续小步骤

如果你想要孩子参与奖励系统，你必须保证孩子在大部分情况下都可以获得积分。如果你在刚开始的时候把标杆设定得太高了，孩子就不会体验到成功，很可能会因此失去兴趣或动机。在孩子没能真正获得积分的时候你给积分也会破坏奖励系统。因此，你需要通过定义可控和渐进式的步骤来引导孩子的行为朝向更大的目标前进。

举个例子，如果孩子在生气的时候打了其他人，还在反驳。你就可以先奖励"你一整天（或者一天中的某个时间段）都管好自己的手脚了"，不管这需要花费多久，一旦这个问题解决之后，将得分的标准转换成礼貌讲话。

将实现每个目标行为的第一步写在下面：

1. _____

2. _____

考虑将一天分成几个小部分

另一个创造更多成功机会的方法就是把一天分成几个部分。比如，孩子可以因为上学之前以及放学后的恰当行为分别获得积分。如果采用这种方法，即使孩子在一天最开始的时间段犯了错误，他仍然有机会在稍后的时间段里获得积分。

在下面的空格中，写下任何可以获得奖励的时间段，比如上学前或午饭前。

目标行为 1

时间段 1. _____

时间段 2. _____

时间段 3. _____

目标行为 2

时间段 1. _____

时间段 2. _____

时间段 3. _____

决定奖励

奖励的类型取决于你的孩子以及他的年龄。年幼的 ADHD 孩子需要即刻的反馈。如果你在一个年幼的孩子每次成功的时候给一张贴纸，这可能就够了。对于年长一些的孩子，可以给他们积分或代币，累积之后可以获得更大的奖励。

为了确保奖励对孩子来说足够有吸引力，可以考虑让孩子选择奖励。一般来说，奖励包括小玩具（可以去一元店买）、和朋友一起看电影、在孩子喜欢的饭店吃晚餐、允许孩子玩最爱的玩具、电子游戏、饰品、衣物或额外的看电视时间。确保奖励在花费上是可接受的，并且孩子需要多久时间才能获得奖励也在掌控之内（之后还会介绍相关内容）。

一旦你选择好了奖励，写在下面：

设定获得奖励需要多少积分

确定你希望孩子花多久时间来获得奖励，记得不仅要考虑孩子的年龄，也要考虑他获得奖励的规模。理想的情况下，小学低年级的孩子每一周或每两周可以获得一个小奖励。到了高中，每周都可以获得小奖励，或者每个月或每两个月可以获得一个更大的奖励。

同时，记住奖励的规模，不要超出这个规模。如果你选择某些重量级的东西，如新电脑，孩子可能会更顺从。但是下一次就很难提供同等激励度的奖励了。选择足够能引起孩子兴趣的奖励，但是要注意把控程度，以便你能反复提供这些奖励。

根据每天能获得的最少积分数来计算获得奖励所需要的天数。举个例子，如果你想要孩子至少每两周能拿一次奖励，孩子可以每天拿2个积分，获得奖励则需要28个积分。

不要把奖励和固定的时间段捆绑在一起："如果你这个礼拜每天都能好好穿衣服得到积分，你就可以在周日做一些特别的活动。"这种类型的计划要求完全无偏差的成功。如果你的孩子周一就没有得到积分，整个奖励系统对这周接下来的几天都没有价值。为了避免这种情况的出现，你可以把计划设定为不管孩子何时得到一定量的积分，都可以做一些特别的活动。

一旦你决定了获得奖励所需的积分数，就可以写在下面：

为孩子的进步创建视觉记录

为了帮助你的孩子看见自己的进步，你可以使用贴纸图、代币储蓄罐、清单或其他任何有效的方式来引起孩子对计划的注意。这里提供了一个简单的表格（表格可供下载），但是你可能要根据你针对行为的数量以及一天的时间分段来设计你自己的表格。在合适的格子里，记录下获得的积分，或者用贴纸来代表积分。

你可能还会发现网上有很多赏心悦目的奖励表，适合各个年龄阶段的孩子。不管你用的是什么，都把它贴在显眼的地方，好让孩子看到自己的进步。如果你的孩子一开始并不觉得这个计划有趣，尝试让表格本身变得更吸引人。比如，设计成一张图片的拼图，完成之后就是完整的图片。奖励的视觉提示也非常有激励性，因此可以考虑给奖励拍个照贴出来，或者直接把奖励陈列出来，但要保证孩子够不到。

行为目标：		
开始日期：		
日期	上午	下午
周一		
周二		
周三		
周四		
周五		
周六		
周日		

以坚持为目标

奖励系统依靠的是持续的针对性反馈。在忙碌的家庭里，常见的障碍就是父母会忘记记录每天的事件以及计算积分。可以与你的伴侣或另一位成人合作来记住计划，或者在你的手机上设置提示闹铃，在一天快要结束的时候提醒你。同时，鼓励你的孩子提醒你。将积分表格贴在显眼的地方，让孩子参与进来监控自己的进步，这样每个人都可以养成定期注意进步并回顾计划的习惯。

保持系统对孩子的吸引力

ADHD 孩子与同龄人相比更容易对事物感到厌倦，因此你需要时不时改变一下奖励系统。你的孩子可能甚至会忘记自己之前有多喜欢某个奖励。如果孩子对此不再有兴趣了，退一步，放弃之前的旧计划，然后尝试一些新的东西。

同时，变换你的奖励。年幼的孩子直到小学低年级结束为止，都可能只需要贴纸或看电影玩游戏这类的奖励就可以了。但是对于大一些的孩子来说，改变奖励的类型和时间框架是有必要的：小玩具作为短期的奖励，大一些的奖励给长期的努力，物质性的奖励和一次性的特殊奖励交叉进行，等等。

支持奖励系统

与大部分养育事务一样，积极反馈以及有逻辑的奖励计划需要付出很多精力去维持。奖励系统以及本书中的内容你可能读起来觉得非常有道理，因此下了很大决心要坚持这个系统。然而，生活中却总是有那么多拦路虎拖延你的脚步。每当此时，你需要耐心地提示自己，你不需要保持完美，只需要坚持。同时，你可以考虑和一位 ADHD 专家一起进行头脑风暴，以获得指导。在事情变得棘手的时候寻求建议是自信和力量的标志，绝不意味着失败。如果行为系统看起来没有效果，可以考虑和一位心理学专家或其他专业人士一起解决问题，重新定义你的方法。

将正念融入赞扬和奖励

把所有与 ADHD 相关的、让你担忧和焦虑的问题放在一边绝对不是一件简单的事情。你对孩子行为的担忧也许可以列出长长的清单，但是现阶段你可能只顾得上处理其中的 2 项。而与此同时，还有其他 6 项每天都让你隐隐忧心。你的沮丧和对改变的渴望是真实存在的。但是，直到你解决当前行为计划所针对的问题为止，其他令人焦虑的行为可能依旧存在。

当你注意到自己陷入了反复思考或者自我折磨的境地时（这是相当有可能的），考虑使用 15 次呼吸的练习。不管生活变得多忙碌，你都要给自己留 15 次呼吸的时间。承认当前正在发生的所有事情，然后慢慢地把你的思维从尖锐的、负面的想法中暂时抽离开。因为你做不到让这些负面的情绪都消失，也不能立刻修复问题。因此，你可以练习暂时放开这些思绪，不让这些思绪引发"火灾"。

提醒自己，你现在处理的是最具破坏性的问题，是当前最为紧要的，之后就会处理列表中剩余的问题。就几秒钟，选择不要被不安的情绪所包围、陷入反复思考的习惯中、猛烈抨击、消极逃避或做在感到压力时常做的事情。

暂停一下，让自己集中于当前的身体感受。你所在的时刻是现在。过去的已经过去了，未来还没有展开。注意是什么在分散你对赞扬和奖励的追求，然后一次又一次地回到自己原本的意图上。

放自己一马

当障碍出现时，强烈和不间断的内心批判会让我们感觉到自身的不足，让我们变得有攻击性、防御心加重或回避。陷入这种内心的挣扎中后，我们可能会遗忘自己原先的目的，忘记我们对孩子真正的期盼是什么。

心理学家 Kristin Neff 博士对我们忘记给自己以给他人同样的慈悲时会发生什么做了大量的研究。Neff 博士将自我怜悯（self-compassion）定义为"对自己陷入痛苦或失败的状况表示友善和理解，而不是强烈的自我批判；将自己的感受作为人类整体经历的一部分来看待，而不是隔离开来看；将痛苦的想法和感受以正念的方式觉知，而不是过度识别"（2003）。研究已经把自我怜悯与受威胁时焦虑的减少以及总体的幸福感联系在了一起（Neff，2009）。

自我怜悯与自我放纵或自怨自艾不一样。它并不意味着把自己看作完美的。与任何其他人一样，你是有缺陷的，也在努力做到最好。自我怜悯允许你即使在致力于自我提升的时候，也可以接受自己不那么完美的状态。

为自己培养慈悲感要求你与自己的内心批判发展一段新的关系。如果你尝试压制内心批判，它可能会反推回来，变得更有力。这种声音很明显没有逻辑，因此试图将之合理化并不会有效。一种可选的方法是简单地将该信息进行归类："这是我因为做错了而产生的自我厌恶。"然后练习让自己注意到这类想法，但不要让自己深陷其中。这些想法可能依旧存在，但是你不必相信它。

通过提醒自己这些都不是事实，只是想法而已，来给自己和内心批判之间留一些空间。如果你有一些要弥补的事，你当然可以改正，如果你有一些想处理的事，你也应该去做。决定提升自己是有益的，但是无处不在的自我评判却不是。

这样做并不只是为了你自己，它也会影响你与他人的互动。自我怜悯能够促进健康的关系（Neff & Beretvas，2012）。因此，当你意识到自己的内心被自我批判所困扰后，在精神上先退后一步：谢谢你给的意见，但是我已经知道了。与其在自我批判的压力下崩塌，倒不如培养另一种观点：我虽然喊叫的次数比自己希望的多了一些，但是比起我之前喊叫的次数来说已经少了很多。当你不再给内心的火苗添油加柴后，你内心批判的声音就会变得越来越弱。

对于生活中的任何挑战，你都要注意自我批判在哪里加剧了你的情绪状态。什么是真正的问题，以及自我批判是如何与之相关的？即使你现在还不能定义前进的下一步，那么在此期间，你可以为自己做些什么？你可能会发现不那么把内心批判当回事儿之后，不仅可以让你在那一刻更自如，还会让你的下一步决定更可能真实反映你的意图。

 练习：给自己一次真正的休息

下面来自 Kristin Neff 的练习可以帮助你从过度自责转变为其他对待自己的方式：

1. 花一些时间反省那些让你自我厌恶的事情，不管是身体特征，还是你的人格，或者行动或应对的某些方式。给那些特质写一段描述。

2. 对那些让你感到自我厌恶的方面，写下你感受到的情绪。

3. 现在描绘一个无条件接受你的朋友的形象，真实存在的或假想的都可以，他会理解并珍惜你原本的模样，并且了解你生活的过往。

4. 以你朋友的角度给自己写一封信，对于你担忧的问题表现出慈悲。

5. 根据你的需求时不时地回顾这封信，提醒你要给自己一个亲密朋友会给出的同等的宽容。

行动计划：用行为计划强调积极面

慈悲且有效的行为管理总是通过针对性的赞扬和奖励来强调成功开始的。将你家庭的氛围转变为重视积极反馈可能比较有挑战性，但是本章的工具和技巧会帮助你做到这一点。下面是关键的行动要点：

☐ 计划陪伴孩子的时间。把你规划的时间写在下面：

_____

_____

☐ 提供针对性的赞扬，注意不要被思绪或情绪所困以至于失去给出积极反馈的机会。把现阶段你的赞扬所针对的行为写在下面：

_____

_____

☐ 制作奖励表并确保它包含了一个可以实现的行为，一个合适的奖励，以及获得奖励所需的积分数。

☐ 坚持每天练习正念，包括作为计划好的活动的正式练习，以及当下（尤其是当你非常焦虑或不安的时候）的非正式练习。同时也要评估你的练习。正念练习进行得怎么样？你需要做什么调整呢？

☐ 每日正式正念练习的最新计划：

_____

_____

☐ 在日常活动中非正式正念练习的最新计划：

_____

_____

□ 再次承诺照顾好自己。在日常生活中不间断出现的要求以及你正在本书里学习和努力尝试的所有事项之中，你可能会忽视自我照料。选定几个优先的可以给你力量的活动，把它们写在下面：

_____

_____

_____

第七章

处理问题行为

阅读本章你可以：

- 理解在养育 ADHD 孩子的时候，设置和坚持限制是至关重要且独特的挑战

- 使用其他可以减少问题行为的行为管理技巧，比如回避行为的触发物、计划性忽略以及允许孩子感受特定行为的自然后果

- 优化行为管理，设置限制，并冷静地持续执行这个计划

限制是孩子为什么需要父母的一大原因。如果孩子知道如何在公共场合表现得体，均衡饮食，根据天气挑选衣物，友好对待朋友，管理时间，承担责任，并且从一开始就以健康的方式生活，我们就可以在孩子还在幼儿园的时候就给他一间公寓，让他自己生活了。孩子的成长之路总是充满各种限制。

允许孩子在支持的、安全的环境中体验一些挫折可以促进孩子的成长。常识性的、老派的养育方式总是有其现实基础。生活并不一直都是公平的，并不会因为你的朋友有什么你就也有什么。通过设置限制，不管是针对电子游戏、营养还是尊敬地对待他人，你都可以帮助孩子学会自我调节，促进执行功能的发展，向着一条通往更强独立性的道路成长。

当然，孩子经常会想尽一切办法抗拒你设置的限制，这使得你的坚持难上加难。可能你希望孩子现在过得很快乐，因此你各种让步，放弃了长期计划。有时，你对于设置的限制过于坚守。可能你的邻居对他们的孩子设定的是不一样的标准，你担心他们会对你采用的方法评头论足，或者你的孩子会认为你不公平。即使你理性的大脑知道更好的方法，你也可能会放弃。

意识到孩子有多么受挫的同时，仍旧坚持你设置的限制是完全有可能的："这让你觉得生气我很抱歉，但是你今晚不可以看完整部《指环王》。你冷静下来之后我们可以谈一谈。"继续用积极反馈来平衡孩子在限制上的反抗，比如赞扬和奖励。在可能的时候用幽默、分散注意力、转移来缓解当前的状况。在恰当的时机进行讨论和选择，作为家长你需要秉持和坚定。

设置限制的基础

在孩子反抗的时候保持坚定取决于你的心理状态。坚定地维持你所设置限制的平衡，关键的一步是珍惜并且加固你自己的力量和镇定。因此，花时间照顾自己会给你持续的养育提供有力的支撑。

如果放任无端的焦虑肆意累积，我们的思维只会变得越来越忙碌，渐渐变得更紧张和不清晰。正如我们讨论过的，思维引发情绪，情绪也会引发思绪，并且你生理上的感知也会导致其他的想法和情绪，从而形成破坏你发挥自己最佳能力的恶性循环。

当你能认识到想法只是想法时，你就可以选择放下：我很担心下周和孩子老师的见面，但是现在我也没什么可以做的。我还是享受现在和孩子一起玩的时刻吧。

同样，认识到情绪只是情绪之后也能打开回应的新大门，让你可以采取积极的行动而不是被动反应。如果你很疲倦，摄入了过量的咖啡因，或者身体状况不佳，你的心情也会直线下降。然后，你可能会抱怨你的另一半，你的工作，或者那个咖啡店的工作人员动作太慢。注意到这一点之后，你就可以重新引导自己：我现在心情不好。可能跑一跑步会好一些。还有，我最好监督一下自己说的话。

有时候你可能会先注意到自己身体上的紧张，然后才意识到自己正在生气。举个例子，你面部肌肉的紧绷，轻微的反胃可能是你生气或焦虑的信号。如果你能尽早注意到这些生理上的警示信号，你就可以更容易地将自己引回原本的意图上。

与其在你最需要的时候挣扎着寻求冷静，倒不如坚持练习正念来增强你的意识和责任心。当你对自己体验的不同困境更加注意之后，这些困境在无意识层面上对你行为的影响就会降低。你可能会更频繁地注意到自己的焦虑想法和感受与当前现实之间的不同。通过正念练习，你就能建立稳定的心智，在困难时刻更容易变得平静。

终止问题行为的行为基础

从冲动控制，情绪调节，到预测自己行动的后果，ADHD孩子的发展可能比同龄孩子迟缓好几年。即使他们理解规则，也不总是能够遵循这些规则。

发展迟缓的执行功能使得他们很难忍受挫折，整体的自我调节功能也是受损的。所有这些都让父母更难坚持限制，同时也意味着这些限制可能对 ADHD 孩子的行为没有即刻的效果。

除了这些挑战之外，为孩子设置一致的边界和限制可以帮助孩子克服 ADHD 所造成的影响。当你开始设置限制并面对这些困难时，铭记下列重要的指导原则：

- 不管表面上看起来如何，所有孩子都想成功。只要给他们正确的工具，他们就能够成功。
- 执行功能的问题是前进的阻碍，因此你需要首先针对这些问题制定解决方法。
- 成人可以引导 ADHD 孩子的行为改变。

正如在第六章中强调的，对目标行为（即孩子问题行为的对立面，是你期望的行为）给予赞扬和奖励非常重要。实际上，温暖和支持性的环境对于限制的有效执行十分必要（Drayton et al., 2014）。不设置限制也有很多应对行为的方法，比如消除可能的原因，给孩子提供一个新的自我管理的方法，忽略某些问题行为，或者让你的孩子体验行为的自然后果。因此，在我们开始学习设置限制之前，先看一下这些可选方法。

系统外化

任何行为的发生都有其缘由：渴望某个物件或某人的关注，缓解类似生气或沮丧的情绪状态，或者其他无数原因。对于 ADHD 孩子来说，问题行为最常见的触发原因之一就是对孩子的期望超过了他当前的能力。回避、受挫以及其他问题性反应就会在孩子遇到需要用到自己没有的执行功能技能的情境时一一出现。到那时，孩子就会反抗、回避、大发脾气或情绪崩溃。

你可以使用第四章（"执行功能管理工具包"部分）中列出的工具来帮助

你的孩子更容易执行任务。如果你能调整自己的行为或环境来匹配孩子的能力，很多困难情境就可以得到解决。比如，孩子因为家庭作业而发脾气和逃避，可以通过对作业的调整，或者协助时间管理来应对。让情境和任务更加可控可以消除孩子在无法承担时可能做出的问题行为。

避免行为触发物

当某个特定的环境总是导致行为问题时，如果有可能，考虑尽量避免接触那个情境。举个例子，如果你的孩子在超市受到了过度刺激，到处乱跑，抓架子上的物件，一种解决方法就是不要带孩子去超市。这并不是屈服或妥协。随着时间的流逝，你可以慢慢教给孩子恰当的行为。但是此时此刻，避免接触环境可能是更明智和可行的办法。当然，避免接触会造成问题行为的环境并不总是可行的，因此本章的后半部分会讲在家庭之外的行为管理。

教授新行为

欲望或情绪可以引发任意一种行为，一般是对拥有某个东西的渴望，或者想要缓解不适感。对于你的孩子来说，仅仅让他停下正在做的事，比把他的欲求引向别处更难。举个例子，"当你开始生气的时候进自己的房间"比"你永远不可以再发脾气"更容易实现。通过讨论、针对性的赞扬以及奖励，你可以和孩子一起决定用新的、更健康的行为来代替问题行为。

计划性忽略

一般来说，孩子的行为都是因为想引起某人的注意，或者想改变他人的想法。对于孩子来说，即使是大人的负面关注也比完全没有得到关注好。因此，如果你完全不回应，一些行为可能会自行缓解，而惩罚或太多的讨论反而会让这些问题行为得以持续。

当你的孩子表现失控时，你可以有意识地选择感受自己内心的焦虑，但努力不表现出来，这需要你付出正念和巨大的努力，但结果是值得的。当你的怒意涌上心头时，你的视野就会受阻，这时，你可以把注意力放到你的呼吸上，就当什么事情都没有发生一样。另一种选择就是冷静地陈述你的意图（"我要等着你冷静下来"），然后再进行接下来的活动。

这个方法对孩子发脾气的行为尤其有效。面对孩子难以忍受的尖叫，父母很容易就会妥协："算了，你去看电视吧。不要吵了！"孩子们都是快速的学习者，这些行为后果会强化不恰当的行为，使得这些行为变得有效。虽然他们受到了责骂，但是他们还是得到了自己想要的。忽略可以使问题行为无效，从而减少这些问题行为重新出现的可能性。

与孩子所有的照料者一起商量决定何时忽略哪些行为是最好的办法。你甚至可以提前选择好你在孩子出现问题行为时说的话："你在生气我很抱歉。我们可以等你冷静下来之后谈一谈。你可以踢和叫，但是你用那种方式不可能得到你想要的。"你可以记下你的策略，然后把它贴在显眼的地方（如果公开贴出来会让孩子生气，就不要贴出来）。

你还需要知道你做出的改变，可能会在几天或者几周之内导致孩子的行为有所加剧。如果计划性忽略（或者下面提到的自然后果）导致了持续的状况加剧，可能就需要用另外的方法。但是一般来说，计划性忽略是可以逐渐改善行为的。

让你的孩子从自然后果中学习

孩子也可以从允许犯错并体验其后果中学习。当然，你不会在孩子的安全受到威胁的情境中使用这种方法，只会在风险很低的时候才使用。因此，与其你介入去纠正孩子，不如选择让孩子继续他的行为，感受会发生的后果。举个例子，如果你的孩子拒绝穿外套，让他在外面待几分钟感受一下寒冷。如果孩子不停止胡闹，就让他错过他最喜欢的电视节目开头。

为了更有效地使用这种方法，你必须要了解与孩子 ADHD 相关的局限。

自然后果只有在孩子有着掌握相应情境或行为的能力时才有用。举个例子，如果孩子有烦躁不安、冲动或健忘的症状，自然后果就不会有持续的效果。培养孩子的技能，并与此同时借助系统外化会更有益。

因此，当自然后果没有效果时，你需要重新评估你的设想。正如我们所讨论的，如果你的孩子习惯性地不交家庭作业，很有可能这件事不在他的自控范围内。你可能觉得不好的成绩是一个自然后果，孩子可以从中得到教训，但是实际上，他只是无法记得要交作业。因此，你要做的就是帮助他记得交作业来弥补 ADHD 症状造成的缺陷。

区分 ADHD 和对立违抗障碍

很多人会怀疑自己的 ADHD 孩子是否同时还患有对立违抗障碍（oppositional defiant disorder，ODD），一种天生特质里带有意志对抗行为的疾病。实际上，被认为违抗的大多数孩子并不是有意做出问题行为的。

ADHD 的症状通常与意志性行为很像。因为糟糕的任务管理能力而把事情搞砸并不能反映任何深层次的意图，同样，孩子因为被要求停止玩耍而反应过激大哭大闹也并不受意志控制。总的来说，如果给予孩子成功所需的工具，他们的行为就可以得到提升。

此外，"对立违抗障碍"的标签也不会给你带来解决问题的新思路。孩子表现出某种特定的行为，不管他被贴上什么样的标签，父母都有很多种选择来针对性地处理该行为。诊断只能增加一层含义，即孩子选择了反抗。这是有可能的，但是我们可以让孩子从不确定之中受益，先从执行功能的问题来解释孩子的行为问题。

设置限制的关键工具：隔离

为了让限制更为有效，你需要能够鼓励孩子顺从的工具。吼叫从长远角度来看是不会有效果的，而且很可能会教孩子用吼叫的方式回应。你不能不清不楚地把孩子的特权拿走。讨论和解释会有用，但这毕竟不是规则和纪律。打孩子也明显是不恰当的做法。因此，你需要一个减少问题行为的方法，一个可以支持你说"不"的方法。

到目前为止，隔离是达成该目的最久经考验的方法之一（Drayton et al., 2014）。如果使用得当，隔离可以帮助你心平气和且直截了当地实施你所设置的限制。下面是基本的流程：

1. 设定一个安全安静的地方为隔离区，比如，离家里日常活动区域较远的一把椅子或台阶。当你和孩子都对隔离的整个过程熟悉了之后，你还可以在家庭之外的某些情境中使用。当然，为了确保孩子的安全，更直接的监督也是必要的。

2. 孩子的岁数就是设置隔离的分钟数。3 岁孩子隔离时长为 3 分钟，10 岁孩子要隔离 10 分钟，以此类推。考虑到孩子的 ADHD，你可以适当调整时长。同时，一些研究表明不管孩子的年龄具体是多少，4~5 分钟的隔离时间都是较为充分的（Drayton et al., 2014）。

3. 当你看到你想要消除的行为后，先给孩子一个警告，然后开始计数，数到 3："如果你不停下，你就会被隔离。我会数到 3。1……"目的在于让你和孩子都能冷静下来，使双方的应激系统得以关闭。当然，如果某个行为跨过了边界，而你没有机会给警示，你可以跳过倒数的部分："不要踢了。你现在要去隔离。"

4. 慢慢数，当你数到 3 的时候，隔离就开始了。

5. 等孩子安静坐下之后再开始计时。让他知道，如果他中途离开或小题大做，你就会重新计时。如果他需要纠正什么，比如收拾烂摊子或跟某人道歉，可以在隔离结束之后要求他去做。

6. 避免在计时的时候进行讨论，也不要讨论隔离这件事。因为在僵持间，你的声音就可能会引发孩子再一次的应激反应，即使你只是想给孩子休息的机会。出于这个原因，类似"冷静下来""你不想隔离"或者"我数到 2 了，现在到 2.5 了"的话语并不会让你的孩子冷静下来。

如果孩子抗拒隔离，你的立场一定要坚定。你可能会需要一周（或几周）的时间来得到孩子的顺从，在此期间你可能因为孩子的不配合而反复重新计时，隔离的时间可能会延长到 20 多分钟。但是，只要你克服了这个过程，就可以得到加强限制的一个有力工具。记住，要坚持强调积极的一面，在你等待隔离变得有效时，持续给孩子的正确行为加以针对性的赞扬。

对你自己来说，也可以在孩子隔离时做一个简单的正念练习。集中在你的呼吸或者身体感觉上，或者做另一个你认为有用的练习，这样等你再次面对孩子的时候就可以更加平静。

通过设置限制来纠正行为

正念并不意味着你变得极其冷静和友善，像玛丽·波平斯 * 一样带着笑容，唱着歌，变着戏法来引导孩子的行为。而是正视行为原本的样子，认识到有时候孩子需要父母持有坚定的立场。

正如我们之前提到的，行为的发生都有其缘由（我想要，我很生气，我在寻求关注）。发生在行为之后的事情要么强化了该行为，要么阻止其再次出现。积极后果，不管是你的孩子得到了自己想要的，还是他得到了你的关注，都会强化该行为。消极后果则不会。

---

* Marry Poppins，《欢乐满人间》中的仙女保姆。——译者注

年纪小的孩子最容易从这些即刻后果中学习，因为对他们来说，"现在"的行为和"之后"的结果这两者之间的联系还没有那么明确。他们不能完全理解"如果你把冰激凌全部吃光，你就吃不下晚饭了"这句话背后的意义。这种对欲望、想法或情绪延迟行动的能力依赖于自我调节能力，而这种能力他们现在还没有完全获得。

出于这种原因，延迟惩罚就不是那么有效。类似"这周末不能玩电脑"或"等你爸爸回家之后……"的话语很难改变年幼孩子的行为。即使孩子看起来非常懊悔，他们也不一定会把这种感受与自己的选择联系在一起。在ADHD孩子身上，这种情况可能会持续出现在整个儿童期。

而只是使用讨论，比如尝试向孩子解释为什么一些事情是错误的，或者劝诫孩子做出更好的选择，并不总能导致行为的改变。但是，这在创造环境和阐述你的立场上还是有价值的。经过某种纪律执行后，它能为你的行动提供一些解释。即使是对于需要更多独立和协作的青少年而言，传统的行为管理也能起到很大作用。

设置清晰的限制并坚持实行并不意味着冷酷、过度严格或苛刻。在你保持立场坚定的同时，你仍旧可以把轻松、幽默或任何与你养育方式相符的积极一面带给孩子。在坚守关键限制的同时，注重给孩子选择和尽可能自由探索的机会。

对家中的行为设置限制

如果你对孩子的能力以及 ADHD 对其有怎样的影响有了清晰的了解，你就能以最有效的方式设置限制。就像坚持一致性非常重要一样，持续花时间照顾你自己也同等重要。当事情不顺利时，不要忙着自责，而是回想一下自己原本的意图，然后再次尝试。

优先顺序

如果你每时每刻都在对所有的事情设置限制，你的孩子肯定会难以忍受，你自己可能也很不开心，身心俱疲。记住你的行为分类，每次只针对一种或两种亟待解决的问题行为。对于还没有轮到的行为来说，也许你的计划性忽略会有一些连带的效果。

保持坚定而冷静

使用隔离作为一种防止喊叫、抱怨和矛盾升级的冷静处理方式。数到3，让你和孩子都冷静下来。

做出清晰不含糊的声明

如果你打算坚持到底，尽你所能给出具体的要求。如果你说"现在去清理桌子"，却在孩子走开的时候自己清理了桌子，你强化的实际上是不顺从。如果你的意思是"我希望你能清理桌子，但是如果你不想也没关系"，就另当别论了。

你可以鼓励对话、自由和乐趣，但是对于限制一定要清晰和精确："现在是睡觉时间了，你需要上楼"。不要恳求。不要给很多提示，然后在受挫的时候又把限制放宽。还需要监督自己是否有时候在应该做出声明时却用了问句，比如："你现在想不想把你的家庭作业放进书包？"如果你指的是"你去玩之前要把家庭作业放进书包"，你就应该以陈述句的方式表达出来。

坚持一致性

如果孩子对限制视而不见的后果是隔离，一旦你数到3，隔离就要立刻开始，不要喊叫或进行额外的讨论。如果你经常屈服，孩子很快就能学会反击。你说"不能再玩游戏了"。他反抗。你说不行。他大发脾气。你走开。他跟上来纠缠你。因为你要忙着做晚餐，于是你就说"好啦，再玩半个小时"。

那么这会让孩子学到什么呢？

经常提供选择，但只在你确保能实现时

在合适的时候让孩子参与问题解决、规划安排以及决策。一种允许独立并同时给孩子引导的方法是提供两个选项："你想在周六还是周日打扫房间？"在你设置的限制之外允许孩子做出选择可以让孩子体验到参与感和权力。

但这也意味着，在你真的需要对孩子设置某个限制时，不要留有协商的余地。如果你想靠唠叨或哄骗来让孩子明白自己应该做什么，你很容易就会陷入循环。举个例子，可能你想限制孩子看电视的时间，因此你努力劝诫孩子看太多电视对健康没有益处，他应该去院子里玩。但很显然这样是没有效果的，如果你想限制孩子看电视的时间，就设置这个限制。如果你想和孩子一起协商讨论这件事，这很好，但这并不是限制。

设计代币制

对于年龄大一些的孩子来说，一种称为代币制的行为工具可以用来将奖励和限制联系在一起（第六章中有提到）。最终，虽然有的时候可能要到青少年期，孩子会开始将自己现在的行动和长期的感受联系在一起。

开始的时候，先让你的孩子通过更长时间来获得更大的奖励，以此作为你强调持续积极行为的方式。然后，在设计代币制时，将限制也加入其中，孩子错误的行为会造成积分的扣减。这个过程需要耐心，因为孩子（甚至青少年）在失败次数多于成功次数的时候都会变得非常没有动力。系统地定义前进的每一小步可以增加成功的可能性。

剥夺特权

可能每隔一段时间，就有一个重大的行为问题出现在你面前，出乎你的

意料。如果出现了这种情况，你可以拿走孩子的其中一项特权作为惩罚。比如不让他玩手机，或在家禁足一周。尽可能提前决定你的孩子因为哪些行为会失去什么特权，以及失去多长时间。这样在需要的时候你就有可以使用的方案。

如果出现了意料之外的情境，你需要即刻想出应对策略。第一步是暂停。告诉你的孩子这将导致很严重的后果，在你花了一些时间稳定心神之后再冷静考虑你可以做什么。

如果出现了特权剥夺和极度崩溃的不断循环，你就要回到本章和第六章中提到的基础部分。同时，从执行功能的角度出发重新评估，考虑你可以用什么策略来直接弥补孩子的 ADHD。如果这种模式一直反复出现，你需要考虑寻求专业人士的帮助。

问与答

问：如果在我设置限制之后，意识到自己做错了怎么办？

答：不管你努力想坚持的限制是什么，你都有可能时不时会犯错。你可能会责怪孩子迟到，但是之后才意识到是自己说错了时间。当你出现了失误，承认自己的错误并改正是可以的。毕竟，诚实（不带偏见）也非常重要。

为家庭之外的行为设置限制

当你在家，或者与你的家人单独在一起的时候，坚决推行限制就会更直截了当。因为在周围人的视线下，坚持限制的风险比较高，你可能担心别人觉得你太过决断。

尽你所能预测孩子可能会在公共场合出现的行为问题，并对每个问题设计具体的行为干预计划。依照相同的基本框架，使用针对性的赞扬、奖励以及设置并强化清晰的限制等方法。在出门前先给孩子解释你对他的期望。以强调恰当的行为开始："如果你因为在餐厅表现良好而获得 10 个积分，你就可以得到一个乐高玩具盒。"你甚至可以让孩子在当前的情境中顺其自然地获得相关奖励："如果你在飞机上的前半程表现很好，后半程你就可以自己选一部电影看。"

在长途郊游的时候，你可以给孩子准备一些分散注意的活动和物件，比如游戏、书本、拼图或包装精美的玩具。如果可以，给孩子安排休息的时间。举个例子，先不允许孩子看电影，直到你感觉到了紧张的氛围后，在问题行为即将要出现时允许孩子看电影。或者如果你们要转机，让孩子在候机时在合适的地方跑一跑、玩一玩。尽可能提前准备好这些可以分散孩子注意力的活动。

下面是可以帮助你应对外出时可能出现的困难情境的清单。

☐ **预测**。外出时最糟糕的情况是什么？对这些状况提前集中精力想出解决方案。

☐ **调整环境和你的期望**。重新回顾 ADHD 的内容，再次提醒自己这是一种执行功能的迟缓。如果你的孩子比现在小 5 岁，那你对他有什么期待呢？你会尝试怎么调整当前的情境呢？

☐ **为孩子设定期望**。提前讨论你期望孩子如何表现。

☐ **使用奖励**。为好的行为设定清晰的奖励，并且帮助你的孩子记住潜在的奖励。

☐ **使用限制**。对你不能容忍的行为以及超出限制的后果做出清晰的定义。根据情境，有时即使在外面隔离也是可行的。

☐ **设想你会如何行动以及你会说些什么**。在问题行为出现的那一刻，什么才是最深思熟虑的行动呢？花一点时间来想象你的语调、姿势、肢体语言等。

当然，你完全没有预料到的挑战仍然可能出现。一旦陷入了这些状况，记住这句医学谚语："如果出现意外，首先检查你自己有没有受伤。"尽你最大的努力稳住自己，然后再去处理问题。如果你对可能会发生的事情一直非常焦虑和害怕，你也不可能想出灵活的、创造性的方法来解决问题。诚实面对，承担起该负的责任，如果可以，迅速带孩子离开当前的情境。如果有需要，当前的情景也允许的话，可以使用隔离的方法。

与此同时，监控你的内心批判。你内心的自我批判可能比任何其他人对你说的话都要多。只要你努力了，就值得肯定，并且意识到掌控当时的情境确实很难。困难的时刻总是会结束的，你和孩子在将来肯定都有机会更顺利地应对问题。

实践：让自己沉静下来

　　坚持你所设置的限制可能困难重重。如果你的孩子在家庭聚会的时候乱晃吊灯，你可能感觉每个人都在看孩子的过失和你的应对。你该怎么样在有效管理当前情境的同时，还可以控制自己的羞耻情绪？下面是一个你可以尝试的非正式正念练习。

　　在困难的时刻，你可以先尝试简单的 STOP 或 15 次呼吸的练习。这可以让你把自己的注意力带到你想集中的地方，而不是被困在内心的崩溃之中。

　　身体感觉比起纷杂的想法和情绪更能为你提供一个集中点。如果你站着，感受你的脚给地板的压力。如果你坐着，感受你坐着的表面。凭借这些身体感觉让自己安定下来，并且尽你所能将注意力也放到这上面，集中到你不那么紧张的感受上。

　　花一些时间，先别忙着去弥补或纠正什么。与此同时，继续监控你的体验，就像在第四章"观察天气"练习中那样。在你收集这些信息的同时，重新审视自己原本的意图，然后再做下一步的决定。

常见的限制障碍

即使我们知道很多，我们也并不总是能坚持执行为孩子设置的限制。当我们失去内心的平衡后，很容易重新拾起旧习。这可能发生在生活的任何领域，也是为什么正念可以引导我们克服最为常见的、会阻碍按本意行事的习惯性行为和态度。

习惯并没有错。我们可能会习惯性地做家务活儿让一天顺利进行，或者下意识地安抚孩子。但是有的时候，习惯没有那么有用，比如在无聊的时候吃东西，生气的时候吼叫，或在觉得愧疚的时候怪罪他人。

仅仅注意你的习惯，不要妄下判断，也不要期望完美，这是开发新方法的一个重要方面。即使面对很难改变的习惯，你的意识也可以允许你有更多积极决策的空间。下面是一些常见的可能会破坏行为计划的心理习惯。

执念

在正念的背景下，"执念"指的是坚持认为事物"应该"是什么样的。我们本能地坚持自己喜欢的，包括我们对孩子应该如何表现的设想。但是，限制的设置需要你对孩子的发展有一个客观的认知，现实情况可能并不符合你的设想。

执念会引发一种强烈的欲望，想要控制事情，试图让生活符合我们的设想。你可能认为你的孩子本来就应该知道怎么做，他们不应该需要奖励或限制，因为这个信念你拒绝给孩子奖励或设置限制。你会在试图让所有的事情都达到你期望的过程中身心俱疲。

执念还会加剧情境的严重性，包括纠结于孩子应该怎么表现。或许一个3岁孩子应该可以理解为什么不能打其他孩子，但你的孩子不能理解，也许还是会打其他孩子。如果你只是坚持这种"应该"，你可能就看不到对新干预方法、不同活动或更清晰的纪律的基本需要。

执念还可能削减你对快乐时刻的感受，因为你害怕快乐的时刻稍纵即逝。在非常幸福的一刻，你的孩子像天使一样蜷缩在你身边。你可能会想：太好了。如果我能像现在这样一直保持冷静，他可能会更幸福。这可能是我的错。不是，是他的错。如果他不那么容易生气，我们可以一直像现在这样幸福。我敢肯定他随时都有可能失控。然后，这一段快乐的时光就结束了，原本可以享受的幸福就被内心的嘈杂所掩盖了。

厌恶

我们总是逃避自己不喜欢的事物，远离看起来不愉快的事情，这很自然。可能在你理想的养育情境中孩子很少哭闹，这种设想或许来源于你的慈悲感，或许是因为一本养育书里说这是可能的。因此，当你的孩子因为想要某个玩具而大吵大闹时，你就屈服了。在稍微冷静之后，你也许可以重新坚定立场，意识到过分放纵并无益处。但是，如果你很害怕或很烦恼，你更有可能会尽量依据避免压力情境来选择行动。

可能你在实施限制或其他养育方面遇到了很多困难，想不通是为什么，但却因为害怕被别人评判为无法独立克服困难而不去寻求帮助。或者你只看到了自己在困难之下的软弱。厌恶是自然的，但是它可能会对决策以及行为管理产生负面影响。接受事物原本的模样，即使它们看起来并不让人愉快，这样可以让你在设置和坚守限制的时候更容易成功。

感觉难以承受或精疲力竭

有时候，养育 ADHD 孩子，或生活本身就会让你觉得事情太多，无法把控。每当这时，你可能只想赶紧回家爬上床把头埋在被窝里。你感受到的精神雾霾或能量不足都会阻止你以最佳状态处理问题。

无论何时，放任你的孩子做他想做的事情可能更容易一些：晚睡觉，任性挑食，没有礼貌，不做家务……随他去，看起来相当轻松。可能你因为孩子总是在后半夜把你吵醒而想解决睡眠问题，但是当你精力耗竭时，你很容易就会忘记你最初的意图，放任孩子的行动。

烦躁不安

有时候你可能非常没有耐心，想立刻强制地改变某些事物。你可能会冲动地放弃整个行为计划，而如果在一个更好的时机下，你就会接受，在按照长期计划实施的过程中，短暂的不安可能是无法避免的。当愤怒、焦虑或不确定性朝你扑面而来时，你就会被这些情绪主导，随意行动而不是坚持周全的策略。

自我怀疑

你对养育的怀疑，点点滴滴，有如潮起潮落萦绕在你心头：我应该知道要怎么做的，我没有力量去改变，如果我能更像我姐姐，等等。再一次，你的内心批判开始不停地唠叨，起哄，愈演愈烈。通过对自我怀疑的觉知和分类，你就更容易放开这些思虑。第六章中的自我怜悯练习"给你自己一次真正的休息"可能也会对你有所帮助。

 练习：将正念带到设置限制中去

在接下来的几天里，注意你在设置限制上的个人风格。可能你对你给出的信息太过宽容或没有一致性。也可能你太过严苛了。可能你太过疲劳而影响了你对限制的坚持。每当困难时刻来临时，你就可以注意自己的想法、情绪以及身体感觉。同时，警惕自己向执念、厌恶、感觉难以承受、烦躁不安或自我怀疑靠近的倾向。

当限制的效果并不是很好时，你需要带着慈悲和觉知有意识地寻找原因。可能随着孩子的成长，需要制定新的限制。可能你做出的选择还没有起效，你需要对此进行调整。或者，可能当你停下来自省后发现，尽管你很担心，但其实一切都进展顺利。

你的目的是什么，而你实际上做了些什么？把你的习惯归类，然后反思自己可以怎样做到更好。如果这需要你尝试新的东西，把具体情境以及你想使用的新的回应方式写下来。下面是一些例子：

- 当我觉得自己难以承受时，我会走开，练习几分钟正念。
- 当我觉得自己就要苛责孩子的时候，我会克制住自己，然后保持沉默。
- 当我快要屈服于孩子发脾气的时候，我会坚持原本的计划，让孩子隔离。

习惯很难改变。你要预料到自己有可能会多次回到原先的模式中。经常暂停，然后深吸一口气。当如你所愿掌控了某个状况后，即使这种状况一天或一周只发生一次，你都要留意到并给自己的成功以全部的认可。

正念的双翼

关于正念有一个经典的比喻，即慈悲和客观地注意（看到世界本来的模样）是正念之鸟的双翼。对于寻求智慧来说，这两者同等重要，缺一不可。而养育之路也是如此，同样需要类似的平衡。我们对于共情养育方法的无尽追求，以及对自身优势和缺陷、自身和孩子在指引孩子生活中扮演的角色的现实认知，这两者需要相互搭配。

行动计划: 处理挑战性行为

　　冥想间，我们在构建技能。在那几分钟里，我们选择不对发生的事情做出反馈。我们练习不动声色地观察自己的想法、情绪以及感觉。通过在我们遇到的以及我们对此采取的行动之间创建空间，可以让我们想出应对旧状况的新方法。对于解决在设置和实施限制时可能会遇到的挑战来说，所有这些益处都会提供巨大的帮助。因此，在你准备要开始进行接下来的任务时，把正念的双翼带上，保持慈悲和客观，实行针对孩子的行为计划。

☐ 坚持正念练习，它能够帮你更好地应对在设置和实施限制过程中可能出现的"风暴"。安排每日练习时间并写在下面：

_____

_____

_____

☐ 确定哪些是现阶段最具破坏性的行为，并写在下面：

_____

_____

_____

☐ 这些问题行为是否有一些可以通过系统外化以及给孩子提供发展适宜性引导而得到解决的？如果有，把具体的应对过程写在下面：

_____

_____

_____

☐ 是否有一些问题行为的触发物是可以合理避免的？如果有，把它们写在下面：

_____

_____

_____

☐ 是否有一些行为，你现在选择忽视它们，它们可能就会因为得不到你的关注而自行消失呢？如果有，把它们写在下面：

_____

_____

_____

☐ 是否有一些问题行为的后果是安全合理的，可以允许你的孩子感受这些自然后果？如果有，把它们写在下面：

_____

_____

_____

☐ 选择 3 个你想设置限制并执行隔离的行为：

_____

_____

_____

第八章

多动症儿童的校园生活

阅读本章你可以：

- 理解 ADHD 的广泛影响，以及执行功能问题对学习的影响

- 为你的孩子制定有效的教学计划

- 帮助管理孩子的家庭作业，并且借此教孩子组织技能

- 将正念融入与学校的合作，以及探讨解决孩子的学业困难中

强有力且有效的教学计划都应该从了解 ADHD 以及执行功能问题对学习的影响开始。很多专业而明智的老师、心理学专家以及治疗师可能会花大量时间与你的孩子接触，在互动中运用考虑周全的训练和专业技能。他们的一些想法和见解可能还会挑战或改变你的观点。

相反，帮助 ADHD 孩子并不是教师教学的强制性任务，因此，孩子的教师对 ADHD 的了解可能并没有你多。因此，在整理有关学业选择时，你可能还会面临教育教师并与他们沟通协调孩子所需的额外任务。

在有关孩子未来的讨论中保持冷静和坚定并没有那么容易；焦虑、愤怒以及其他强烈情绪可能会困扰到你。在对他人的意见保持开放的同时，还能向他人倡导你自己最为看重的事情是一门高深的艺术。有技巧的沟通更有可能促成合作且有成效的解决方法。

这是正念的核心：培养韧性和应对不确定性的能力，同时鼓励能够增强幸福感和与世界的互动的个人特质。通过正念，你可以在孩子学校表现不好或成绩不合格需要寻找解决办法时，多一些灵活性和责任心。以这种方式，正念练习就可以支持你与他人协作，一起为你的孩子制定有效的教学方法。

稳步向前

责任心指的是你能够注意到自己被激怒，并且找一点空间来决定做什么，而不是不加思考习惯性做出反应。每当你注意到自己即将有过激反应时，正念呼吸 1~2 次。对于大多数人来说，生活都给我们提供了大量的练习机会。

正念的本质就是找到一条中间路径让你体验生活的轻松和快乐。当你感觉自己太过急切，陷在那一刻的混乱之中时，回到你的正念练习中，花一段时间放开困扰。如果你的方法看上去太松懈或者在逃避，花一些时间来调整你的意图，重新前进。

　　注意的艺术并非严格要求警惕关注，它更像拿起一个精美的玻璃杯。在这个过程中一些努力是必需的，否则，玻璃杯就会从你的指间滑落。但是，如果你抓得太紧，玻璃杯可能会碎；如果你拿的时候太紧张，可能会打翻它。在这两者之间掌握得恰到好处，你就能安全地举起玻璃杯，喝上一杯了。

执行功能如何影响课堂表现

　　学校对孩子的执行功能要求很高，需要孩子有很好的自我管理能力。除了注意力或行为的问题之外，学习本身就需要执行功能，其中包括管理注意力、行为、任务、信息、情绪和努力的能力。对于 ADHD 孩子来说，将这些能力都考虑在内的个性化学业计划对于维持动机和支持成功来说都非常必要。

　　即使是一个非常基础的任务，比如把每天的作业写下来，也需要很多基于执行功能的步骤：

- 在布置作业的时候集中注意（注意力管理）
- 有记住细节的策略，比如日程表（任务管理）
- 优先将写作业安排在其他活动之前（行动管理和任务管理）
- 记住放日程表的地方（信息管理）
- 及时找到日程表并使用它（注意力管理和努力管理）
- 找到一支笔（注意力管理，信息管理和任务管理）
- 能将信息记住足够长的时间直到在纸上记录下来（信息管理），不拖延或认为可以稍后再记（任务管理）
- 字迹清晰地写下来（行动管理）
- 将日程表放回固定的地方（任务管理）

　　学业成功并不单单依靠付出努力。执行功能存在于几乎所有活动中，小到早上出门，大到协调完成一项长期项目。我们只有在准确认识到孩子与ADHD以及执行功能相关的困难之后，才能更好地教孩子他们需要知道的内容。

在学校里没有"应该"——只有能或不能

人们常常持有一个错误观点，认为ADHD孩子应该能独立通过自己的努力和责任感完成课业。但事实上，一个实际年龄为15岁的孩子，如果他的执行功能技能只相当于10岁孩子，他需要的就是给10岁孩子的支持，即使他现在面对的是高中水平的学业要求。你不可以用"应该"来要求你的孩子、你自己以及孩子的学校，重点是他是否"能"做到。

这种"应该"经常会给父母、教师以及学生制造很大的压力。如果"应该"指的是"大多数同伴是如何处理这种情景的"，这种期望的行为可能正好能为我们提供一个参照点，在对他人解释为什么你的孩子需要学业上的支持时很有帮助。但是如果你觉得以孩子目前的年龄应该可以更好地完成家庭作业，这完全无法解决目前的情况。孩子的技能就是他现阶段的真实水平，而不可能是任何其他你认为应该达到的程度。

实际上，你的意思也很可能不是真正字面意思上的"应该"。你指的是，"其他孩子在这个年纪可以做到"，或者"我希望他到14岁的时候，我就可以不用再操心他的家庭作业了。"这种现实与你认为应该发生的情况之间的差距和对比，可能会加重你在应对孩子ADHD问题时的焦虑。

在任何情景中都夹杂着事实，以及我们对此附加的各种想法和情绪反应。注意到能带着你找到解决办法的想法，以及只能给你徒添烦恼的想法之间的不同。不压抑任何事情，只是继续改善你的意识，意识到自己无需对所有想法都一一关注和重视。然后，随着你的认知越来越清晰，你就可以选择支持孩子的最佳方法。

什么情况下 ADHD 会被漏诊?

最经常被 ADHD 评估量表遗漏的孩子是那些主要表现为注意力缺陷的孩子。即使他们没有茁壮成长，但是他们可能表现良好，也拥有能跟上进度的学业技能。

尤其是女孩（但并非只有女孩）可能会安静地坐在教室里，但是实际上却被无组织性、自我管理和白日梦的问题所困扰。这一类孩子可能会经常出现压力、焦虑或社交的问题。他们经常要付出更多努力才能达到与同伴相同的水平，这种情况会逐渐消减自尊，使得他们最终难以承受。

不管考试分数和年级如何，教育法都会保障所有 ADHD 孩子的权利。识别出这类注意力缺陷型的 ADHD 孩子，可以让家长和教师为他们提供建立自信和学业成功所必需的支持和引导。

执行功能和教育政策

从课堂设计到课程，当代的学校对孩子执行功能上的要求非常高。这种过度期望通常从幼儿园就开始了，很多学业任务都远远超过了很多 5 岁孩子的发展能力。四年级的课堂似乎要求六年级孩子的自我调节和计划水平，而这种氛围则一直持续到了高中。对于 ADHD 孩子来说，他们已经在执行功能技能的发展上迟缓了好几年，这种氛围只会导致他们的实际能力与他人期望之间的差距越来越大。

同样，一个干扰少、结构良好的课堂从长远的角度上来说能帮助所有学生学习，对于 ADHD 学生来说更是如此。然而，在近几十年里，班级变得越来越大，很多班级有好几十个学生，但是只有一个成人。课桌的摆放也有所变化，一些课堂的学生是绕圈围坐的。但是研究表明，学生直接面对教师并不容易让他们更好地集中注意力（Hastings & Schwieso，1995）。这种课桌的聚集摆放会增加分心和开小差行为，这也是为什么听众席的座椅都是朝前摆设的。

传统方法的依据是各学科持久不变的基本原则，这是有道理的。如果你去问任何领域的专家，他们都会告诉你，对基础技能的掌握达到自动化的流利程度，是习得更高级技能的首要必备技能。不练习指法是不可能弹奏莫扎特奏鸣组曲的。正如《美国教育家》期刊所陈述的，"虽然很多专家没有接受太多的引导就取得了成功，但是几乎每个人在接受了完整明确的教学指导（不应该要求个体自己发现基本内容或技能）之后都可以获得成功……数十年的研究清楚地证明了，对初学者（包含了几乎所有学生）而言，直接明确的指导比部分指导来得更加有效果，也更为高效"（Clark，Kirschner，& Sweller，2012）。

然而，这种传统技术被很多主流的公立学校认为是老土过时的。现在流行的项目依靠的是体验式学习，并不看重通过常规和记忆构建的扎实学业基础的必要性。

这种不太有效的学习类型是什么样的呢？这种学习类型很重视默读。而对于容易分心、冲动、阅读技能不足的 ADHD 孩子来说，期望他们在没有监督的阅读时间里集中注意力、表现良好并有所收获是非常不现实的。在写作时，那些在把自己的想法组织成文字上有困难的孩子，却被期望能不先列出提纲就写出连贯清晰的文章。在数学里，那些对基础的掌握仍然不扎实的孩子却被催赶着，不仅仅要解决高层次的问题，还要仔细解释过程，而这些都需要组织想法并写在纸上的能力。

恶性循环就是这样出现的。每次个体在面对不熟悉的事物时，对于执行功能的要求都不可或缺。当学校不再重视教授基础事实后，在某种程度上，几乎所有东西对于孩子来说都不熟悉。虽然他们已经投入大量精力去吸收新知识，但随着课程向前推进，学业差距也越来越大。

除此之外，很多 ADHD 孩子同时还存在学习障碍。如果每一个有哮喘的孩子都有 60% 的概率同时患有肾脏疾病，我们会筛查肾脏疾病吗？很可能会。然而，一旦被确诊为 ADHD 后，通常不会再做进一步的测试，因为我们认为 ADHD 就能解释一切了。如果一个 ADHD 孩子即使被提供了 ADHD 的配套支持，仍旧存在严重或长期的学业问题，完整的教学测试就是必要的。

不管情境如何，为了最好地支持孩子，你和孩子的教师都不应该期望孩子的学业技能会自发地发展。因为现在，孩子可能还没有具备集中注意力、控制冲动或管理家庭作业或其他一系列学业任务的能力。同样，在家里，孩子可能需要一个密集的短期安全网来弥补其执行功能的不足。随着孩子技能的发展，你就可以慢慢地把责任以可控的方式放回他身上，从而促进他的动机、独立性的发展以及学业成功。

接近问题的根本

如果你的孩子在学业上存在困难，你就需要识别所有可能的原因：

- **ADHD 的评估**。如果你还没有准备好，可以选择一个综合考虑到执行功能困难的广泛评估。大多数学校在制度上没有诊断 ADHD 的要求，因此，如第一章讨论过的，你需要找一个合格的专家。
- **学习障碍的评估**。如果 ADHD 的配套支持没有提高孩子的学业表现，就需要进行心理教育测试来确定是否存在学习障碍问题。家长有权利让学校提供这种类型的测试，也可以请校外的专家来给孩子测试。
- **其他情况的评估**。与学校工作人员或你请教的其他专家讨论伴随 ADHD、可能会影响孩子学业表现的常见状况，比如焦虑、语言或精细动作技能迟缓。

理解你能如何影响系统

作为父母，对学校系统、教师、课堂以及课程可以造成的影响总有一定限制。尽管如此，你仍旧有很多途径可以介入，维护孩子的权利。因此，让我们一起来看一下能更好地支持孩子的教学方法，以及你可以如何引导它们。

由于执行功能的困难，ADHD 孩子面临着无数学业挑战。冲动和分心会导致孩子在阅读词汇时的不准确或跳词。糟糕的工作记忆给理解文本和完成多步骤数学问题造成了很大的障碍。计划和组织能力低下使得写作以及完成长期任务有困难。并且，因为 ADHD 孩子在维持认知努力上有困难，他们在一开始就会避免那些实现流畅掌握技能所必需进行的练习。

为 ADHD 孩子选择教学指导项目十分关键。当学校没有花足够多的时间使基础技能自动化时，ADHD 学生就非常容易出现学业困难。这些学生需要的是直接的指导、重复以及有监督的练习，并且还需要教师提供持续的纠正和反馈。

启蒙阅读项目应该重视成人监督下的发音和口语阅读。对于同时还存在阅读障碍的孩子来说，合适的项目应该将拼写和书写与一种被称为"奥顿–格林汉姆（Orton-Gillingham）*"或多感官的方法结合。最后，需要教学生如何在阅读的时候划重点、写注释以及记笔记。

一个扎实的数学项目会在数字上提供足够多的练习使之固化为孩子的记忆。学习基础运算的简单分步骤的算法是非常关键的，比如退位减法、两位数的乘法。最后，有效的写作项目应该吸收列提纲、编辑以及修改文章的策略。研究论文和长期项目应该教授如何将项目分解为有逻辑的步骤，以及如何在长时间内管理所有任务。

在所有你能做的事情当中，以自学学业环境中的 ADHD 为起点。首先熟悉法律中规定的对 ADHD 孩子的一系列支持。鼓励孩子所在的学校执行一个能够促进孩子成长，并且还能培养强烈学业动机的广泛计划。如果你觉得学

---

* 奥顿–格林汉姆是一种阅读教学方法，其特点是基于语言、多感官、结构化、序列化、累加性、认知性和灵活性。——译者注

校不能满足孩子的需求，你可以咨询校外专家，比如医生、心理学专家或熟悉这个领域的教育提倡者。

虽然你很可能没法影响学校在教学项目上的决定，但是你仍旧可以向学校要求上述的这类课程。如果这类方法没法在学校的主流课堂中推行，也许可以在特殊教育课堂上实行。如果你觉得孩子学校的教学并不有效，你可以尝试通过其他途径找到必需的教学，比如换一间教室，找一位导师，或者还有最后一种方法，找一所新学校。你还可以尝试在家里教孩子基础技能，如果这种方法不会给你增加额外压力。

问与答

问：对孩子的手写问题我可以做些什么呢？他甚至都认不出自己记的笔记。

答：很多 ADHD 孩子都有手写困难，而这个问题因为很多学校不再那么重视手写教学变得越来越严重。这种迅速且清晰手写的能力依靠的是在培养出坏习惯之前就学会写字。这意味着需要直接教学并让孩子练习写印刷字体，尤其是在二年级的时候，并且在三年级的时候开始学习手写字体。这些学习机会一旦错过，打字可能就会变成唯一的选择，还要配合有足够打字练习机会的有效项目。在可能的情况下，培养孩子的手写技能还是有价值的，因为手写的笔记在强化学习上更为有效。如果需要，可以要求将写作教学作为孩子教学计划的一部分，或者找一位导师。

制定学业计划

美国的教育法为公立学校里的 ADHD 孩子列出了两条潜在路径：第 504 款计划，以及个性化教学项目（Individualized Education Programs，IEPs）。私立学校并不受这些法律条款的约束，但是也可能会选择遵循这些配套支持。

- 第 504 款配套支持保护的是一个孩子融入主流教室的权利。这条法律涵盖了所有在校的生理障碍，包括 ADHD。成绩并不能影响孩子是否有资格享受第 504 款配套支持。成绩很好但受到 ADHD 困扰的学生仍旧有资格享受第 504 款计划。这也是为什么做 ADHD 的诊断可能对你的孩子有帮助。
- 个性化教学项目是更广泛的特殊教育干预，其中包含了主流教学之外的服务，从单独的课堂，不同形式的治疗（言语治疗、作业治疗或物理治疗），到针对退出课堂学生的学业干预。因为个性化教学项目偏向于更主要的干预，学校通常会在进行 504 计划之前先考虑制定个性化教学项目。一旦得以执行，个性化教学项目通常包含针对 ADHD 的具体细节，这样就不需要 504 计划了。

在与教育者见面商议适合孩子的学业选择时，记住正念。如果你担心对话的走向，就先暂停一下。如果你觉得困惑，就寻求进一步的解释。如果你觉得某个建议并不恰当，记得你有不同意的权利。记笔记，并在这之后考虑你们所讨论的所有内容。如果你正在和一位治疗师或其他专家合作支持孩子的 ADHD，记得在同意任何计划之前先向他咨询。

在学校会议中，使用下面的清单（清单可供下载）来向学校申请可能为孩子提供的配套支持。同时寻找适合孩子当前技能发展的短期方法，以及针对培养独立性的长期计划。把培养孩子的学业和组织这两种技能也融入计划中，或者考虑雇用一位心理学专家、教练或导师在这些领域给孩子提供帮助。判断哪个人可以在学校配合你协调为孩子制定的计划，他既可以作为孩子的资源又可以成为你的联系人。一般来说，这个人可能是孩子的老师、学校心理咨询师、社会工作者或辅导员。

课堂配套支持

☐ 安排教室前排面对教师的座位，远离那些非常容易让人分心的孩子。

☐ 通过组织良好的课堂来将干扰减到最少，比如在独立工作的时候使用分区座位。

☐ 安排休息时间，减短需要持续努力的时间。

☐ 促进活动之间的转移。

☐ 提供书面的常规安排，或者为不能识字的孩子提供图片日程表，并遵守这些常规。

☐ 家长和教师之间对学校的任务进行多次沟通，并使用早期警示系统。（如果没有做家庭作业，或者学业内容上出现了任何改变，尽早处理更容易解决问题。）

家庭作业和组织的配套支持

☐ 提示孩子把任务内容写下来，除非学校里所有教师都要求学生每天使用在线系统，否则不要依赖在线系统。

☐ 当孩子开小差的时候重新指导你的孩子。

☐ 为孩子设计一个可以让教师或其他教职工督察的每日组织清单。

☐ 将项目分成每天的小任务，帮助孩子在日历表上记录完成的步骤，并且每一步骤的执行过程都需要成人的监督。

☐ 每日的逻辑支持，比如如何上课不迟到、如何管理好书本以及如何整理好自己的抽屉。

☐ 提醒上交作业和项目（或者允许把这些内容扫描下来发邮件给老师）。

☐ 提供写作支持，比如列提纲，并且保证在需要的时候孩子可以随时获得这些支持。

☐ 提供手写的支持，比如允许键盘打字，以及其他额外的写作指导。

☐ 为每一节课提供手写笔记。

☐ 提供课本的副本，这样一本可以放在学校，一本放在家里。

☐ 调整家庭作业来确保每天晚上合理的工作量。

行为计划

☐ 使用基于奖励的行为计划，利用大量积极的（而不是负面的）反馈，并且奖励富有成效的行为，比如自己检查学校作业。

☐ 针对孩子的行为进行频繁的沟通。

☐ 与课堂常规保持一致。

☐ 不使用涉及减少孩子运动和游戏时间的惩罚，因为经常运动能减少ADHD 的症状，并且 ADHD 孩子一天需要更多次的休息。

测试的修改

☐ 根据需要延长测试时间。（有一些 ADHD 孩子完成测试的速度很快，延长时间只是帮助那些速度比较慢的孩子。）

☐ 远离干扰之后再考试。

☐ 为孩子阅读考试说明。

☐ 提供写作支持。

☐ 检查粗心导致的错误。

☐ 根据需要使用其他可选的考试方法（比如，口头考试或书面考试）。

充分利用家庭作业

当家庭作业主导了孩子的生活，那它就不再有益了。正如前文提及的，美国国家的建议是最多每个年级增加十分钟。在这之上增加的家庭作业可能需要牺牲如睡眠、休息、家庭相聚以及培养兴趣的时间。这会让人身心俱疲。过量的作业反而会削减孩子的动机，增加学业压力，尤其对 ADHD 孩子来说。

有着良好执行功能的孩子可能与生俱来就会写待办事项，可以管理好自己的时间，而这些策略对于 ADHD 孩子来说是完全陌生的。对他们而言，管理好家庭作业需要有效计划的支持，通过建立写作业时间、常规以及成人的监督来外化系统。

随着孩子年龄的增长，家庭作业的期望值也随之升高，因此你可能需要阶段性地后退一步给予帮助。一个在七年级发展出管理能力的孩子可能会在高中甚至大学开始出现困难。预测到这一点后，即使他一直表现得很好，你也需要监督孩子的表现，尤其是在学年刚开始的时候。

制定基本的家庭作业计划

建立常规可以让写家庭作业进行得更为顺利，还可以建立终身受用的技能。下面是一些方法。

设计远离干扰的写作业空间

找到一个合适的工作区域，远离玩具、电视电脑以及其他任何会让孩子过度分心的事物。如果你的孩子需要成人的监督，工作区域的地点就需要让成人容易接近，但不可以设置在容易受到家庭事务干扰的地方（比如准备晚饭的时候，让孩子在厨房的桌子上写作业）。

规划家庭作业开始的时间

ADHD 孩子天生就拖延，在排列优先事项上的能力不足，并且在游戏上过度集中。计划固定的常规可以帮助孩子学会先做最重要的事情。可以考虑安排 15 分钟的休息时间让孩子吃些点心或随意跑一跑，尽量不要选择很难停下来的活动，比如电子游戏。鼓励孩子与同伴一起玩耍和参加课外活动，针对玩耍和活动的那几天也设计一个固定的常规。

允许计时休息

孩子经常会在知道即将有休息的时候更容易集中注意力。使用计时装置，为你的孩子选择合适的工作时长，根据孩子的年龄，工作时长可以从 15~45 分钟不等。允许给孩子 5~10 分钟的休息时间，给工作时间和休息时间计时，不然休息的时间可能会被拖长。休息的时候最好不要允许孩子做很难转移的活动。

如果你的孩子正在上中学，可以考虑询问他每个部分的家庭作业大概需要多久时间完成，然后比较预估时间和实际时间："你觉得你会在 30 分钟内完成数学作业，但是它实际上花了 1 小时。"这可以帮助孩子认识到他自己高估或低估的倾向性。

制定家庭作业待办事项

使用有具体步骤的每日清单。清单可能与下面的类似，根据孩子的年龄而有所不同：

☐ 确认你有家庭作业的任务清单。

☐ 确保你有所有需要的材料。

☐ 完成家庭作业，每完成一项内容就尽快从清单上划去。

☐ 每完成一份作业，都检查一下是否有错误。

☐ 把家庭作业放在书包里合适的地方。

☐ 把书包放在规定的位置上。

孩子的书包里可能非常混乱，你可以用明亮的颜色以及分隔文件夹来存放需要上交的材料，这对健忘的问题有所帮助。鼓励孩子每完成一项作业就立刻放入书包的对应分区，也可以鼓励孩子自己（或教师）检查书包。如果一天结束时文件夹已经空了，就证明每一份作业都上交了。

提供监督

你在帮助孩子完成家庭作业上的唯一任务应该是确保孩子集中注意并且回答了大部分的问题。如果你觉得自己需要更深入地参与，就重新考虑整体的常规，针对孩子的 ADHD 是否还需要更进一步的配套支持，或者家庭作业是否需要进行一些调整。

确保孩子理解家庭作业

家庭作业的目的就在于强化学校里的学习内容。如果孩子一直都没办法理解家庭作业，或者因为作业太难花了太久的时间，你就需要和教师协调调整作业的内容。如果孩子需要学习新的概念后才能完成家庭作业，这个任务显然就太难了。如果是这种情况，只完成一部分任务，然后给老师一个说明就可以了。

考虑给完成家庭作业常规提供奖励

获得可以赢得奖励的积分能够提高孩子完成家庭作业的动机。如果你想使用这种常规，可以考虑把保持良好的态度作为获取积分的方法之一。

监控 ADHD 的症状

如果你的孩子因为 ADHD 而无法集中注意力，他确实就无法集中注意力。但是，即使有 ADHD 的症状，他仍然可以从上面列出的方法中获益。如果 ADHD 仍旧在妨碍他的进步，就是时候重新评估做一份更周全的干预计划了。

通过家庭作业教组织技能

当你刚开始管理孩子的 ADHD 时，很可能早期时间里你都在忙着四处救火。在后期，你也许就可以像教练一样行动了，把一个已经做得很好的人带往更高的层次。虽然一开始家庭作业是一个大麻烦，但你还是可以用家庭作业来教孩子自我管理 ADHD 的关键技能。

ADHD 涉及计划能力的缺陷，从而影响行事的效率，因此你的孩子可能会选择一个费时费力，或者不符合要求的写作业方式。他可能也会得到好的分数，管理好所有要做的事项，但是这种摇摇欲坠的组织系统，或者贫瘠的学习技能会增加不必要的时间或压力。因此，一旦你帮助孩子解决了迫切的学业问题之后，你就可以把家庭作业当作一个培养写作、学习、时间管理以及其他与执行功能相关任务的良好技能的机会。

强调待办事项的使用

用脑子记住每一件事情需要花费很多精力，而且更容易遗漏细节。对于 ADHD 个体来说，即使是已经记住的常规也很容易由于压力而瓦解。为家庭作业制定待办事项可以教会你的孩子依靠具体的书面清单来减少负担，减少错误。

将日程表用于教学计划和时间管理

每周选择一个时间（可能是每周日晚上）为即将到来的一周做准备。如果你的孩子年龄比较大了，你可以帮助他自行准备日程表。把家庭作业和其他课外活动列出来，让他能够提前充分准备好下一周的安排。帮助他把长期的学校任务分成更小的、有规划的工作内容。通过提前指出可能存在的冲突来培养孩子的前瞻性和计划能力："你要在周三做项目，因为周四晚上你要练习戏剧。"如果你的孩子年龄还太小，无法自行规划，你可以制定一份家庭日程表来帮助他建立时间观念，在有趣的事情即将到来的时候指出来，以及哪些天会很忙，一些节日或谁的生日等。

逐渐向独立转移

通过遵循一些基本步骤，你就可以帮助孩子在与组织相关的技能上变得更为独立。家庭作业就可以被当作一个很好的开端。但是要记住，在孩子自行掌握该项技能之前，你可能需要坚持好几个月的强化。这种转移有 3 个过程：

阶段一：与孩子一起完成任务并一起回顾。

阶段二：在你的监督下让孩子完成任务。

阶段三：一旦孩子看起来已经掌握了这些技能，退后一步让孩子一个人完成任务，同时持续监督他的表现。

清理积压的家庭作业

有学业困难的学生通常在学年刚开始的时候可以很好地应对，但是接下来就会到达一个常见的障碍点。学年开始几个月后，他们可能会体验到在要求、每日任务、项目长度以及课外活动量上的逐渐增加。因此，他们可能每一晚都需要付出比自己所能更多一些的努力。这种工作量的聚沙成塔最终会变成一个难以跨越的高地。在糟糕的执行功能、其他 ADHD 的困扰以及焦虑的四面夹击下，最终，你的孩子在学习上一落千丈。

解决方法需要双管齐下。首先，帮助孩子清理积压的事项。这很一目了然，一个很难跟上进度的孩子是没办法在完成每天布置任务的同时，还能付出额外的努力去追赶其他人的。看看你是否能够和孩子的教师协商出针对积压事项的一次性特赦。

其次，重新回顾孩子的家庭作业计划，根据需要重新修改，在执行功能困难上提供更多的支持。即使高中二年级的学生也可能没有管理时间的概念，也可能没有写待办事项的习惯。不管孩子年龄多大，他都需要你和老师的提醒以及每天的监督来帮助他维持外化的组织系统。

高中计划和 ADHD

一般来说，高中提供学业支持的方法与低年级是不一样的，高中会默认所有的学生都已经可以负起责任完成自己的任务。对这些孩子的期望是可以管理好自己的日程，可以处理高强度的工作量，可以保证守时，也能够协调好校外活动的时间。

但是，这些要求对于 ADHD 孩子来说太高了，他们（大多数人）可能看起来与同伴没什么差别，但实际上可能只有 10 岁水平的执行功能和自我监控技能。期望他们能够处理好那么多的计划和沟通是注定会失败的。

一个常见的错误就是开放式计划，虽然有学业上支持，但却没有规划，是自愿的。参加校外活动需要很多执行功能技能：记住要去参加这个活动，要注意时间，能把其他有趣的活动先放在一边，还要维持参加活动所需要的注意力。除此之外，还需要孩子能够意识到自己需要帮助，然后还能计划去寻求帮助，并且坚持这个计划。对于 ADHD 孩子来说，这些能力没有一个是与生俱来的。对与计划能力缺陷相关的问题来说，帮助个体做计划是最简单的方法。

虽然并没有规定高中教师必须与学生家长沟通学校的任务，但是对于特定的学生来说，在他们管理能力发展完善之前，家长和教师的沟通是非常重要的。理想的情况是，家长可以随时了解进度，并且当孩子落后时能够被告知。

正如我们之前反复提到的，重要的是要先对孩子目前的能力有一个慈悲、客观的了解。努力清晰了解他的管理能力，而不是在他落后的时候任他落后。当然，很多 ADHD 青少年自己也不想被学校的计划所困扰，但是不管他们听了多少解释，他们可能还是无法意识到 ADHD 是如何通过糟糕的时间管理能力和拖延影响生活的，也可能意识不到针对这些困难提高对应的技能可以简化生活。因此，你为青少年和更年幼的孩子设计的日程表应该是不一样的。

ADHD 是一种计划障碍，因此，即使最有动力的青少年也有可能会在设计和维持可以克服 ADHD 的策略上存在困难。不管你的孩子是有学习动机的还是抗拒的，下面的几个建议都可以帮助孩子规划学校任务，并帮助他激发学业潜力：

- 尽可能久地坚持使用成人制定的学业和家庭作业计划表。在孩子能够开始自行管理时间后，鼓励你们之间对日程和后勤安排的持续讨论。如果可以，借用日历规定每周的设定计划环节。

- 使用外部资源，比如心理学专家或 ADHD 教练。很多青少年有一个阶段是非常抗拒家长的建议的。如果出现了这种情况，你可以另辟蹊径："如果你可以保证和某某老师一起合作，那我和你爸就不会再管你学校的事情了。"这样你就可以在孩子进展顺利的事项上更为集中，并且你的孩子也可以得到他渴望的独立，万事大吉。

- 鼓励自我监控。让孩子比较不同方法的效果，比如两周时间坚持遵循一个特定计划（如在药效中完成家庭作业），两周时间没有坚持任何计划，这两者之间进行对比。孩子有可能会发现，在没有计划的时候，任务会花费更久的时间，因此他是在浪费自己的时间。

- 像第七章那样，使用代币制。用结构化的奖励系统来鼓励坚持常规，坚持计划和态度良好就可以得到积分。把你认为必要的基本框架定义清楚，然后与孩子一起合作商讨细节，尤其是奖励部分。

回归正念

正念带给你的技能可以让你在生活的暴风雨袭来时仍旧保持冷静。就像大海上的一叶扁舟，你承受着风浪的击打，但是仍旧漂浮在水面上。内心的嘈杂向你涌来，你可以稳住，并且引导自己的注意力回到呼吸的感觉，或者踩在地上的脚上。你并不能只是盼着暴风雨尽快离开，也需要自己有足够的技能和气度来克服困难。

举个例子，想象一下正在工作的时候，你的手机响了。你看了一下，发现又是学校心理咨询师的电话。你可能立刻就生气了，即使你也不知道自己在对谁生气。于是你没有接那个电话，开始因为之后不得不回电话而越来越焦虑。

而与此同时，就像魔法一样，这位学校心理咨询师只是正好到了你所在的小镇，顺便打电话问候一下而已。你甚至都没有接听，这一通电话就引发了你的应激反应。那位老师正在咖啡店里喝咖啡，悠闲地读一本好书，而你却想把手机扔出窗外。你甚至根本不确定有没有不好的事情发生，实际上也有可能是你的孩子在学校里做了一件特别棒的事情。

为什么冥想非常有必要呢？其实在生活中，让我们失去内心平衡的通常都不是当前那一刻的现实。我们现实中在一个地方，内心的思绪却在另一个地方。人们说着一件事情，或者什么都没说，我们却猜测他们的态度或者意图。而当真的有不愉快的事情出现时，我们的思绪却让那个情况变得更复杂，平添了很多习惯性的判断和恐惧。

每次你感觉自己要被激怒时，考虑迅速做一下自我检查，将你的注意力回到当前的情景中。下面就是这个过程，用的是上面讲到的学校心理咨询师打电话给你的例子：

- **你在想什么？** 可能你在想之前从学校里打来的电话。想过去发生的事情并没有什么错，这样做实际上也可能会让你学到一些东西。但是，你可能会因为还有其他的事情要做而增加了焦虑的情绪，或者你很懊恼没有几周前自己打电话给学校心理咨询师。可能你寄希望于你的另一半可以负责这件事情。也可能你害怕孩子在学校打了人，考试又不及格，或者被赶出了五年级，但所有的这些都只是猜测，你只是在害怕这些可能会发生。

- **你的情绪如何？** 愤怒、害怕和焦虑的情绪向你席卷而来。每一种情绪又进一步让你的想法、感觉和情绪更加复杂，让你心慌意乱，没办法正确行动走出困境。

- **你的身体有何变化？** 你是否有体验到焦虑、恐惧以及应激反应所带来的身体反应？比如急剧跳动的心脏、紧握的拳头或感觉到脸红和怒火中烧？这种生理上的变化会导致更多的紧张、害怕、生气以及焦虑的想法，再一次把你推离内心的平静。

通过正念，你可以练习注意和放开，或者注意之后不再那么纠结。你可以认识到"这次对话会给我带来悲剧"只是一个想法而已，并不是现实。然后你就可以选择给自己一个休息的机会，巧妙地决定接下来的合理步骤。

你嘈杂的内心体验可能会不断制造压力，最终爆发引发你的行动，或者积压之后造成你内心的崩溃。通过注意在你身上真正发生的事情，可以让这一阵精神风暴雨过天晴。这是一件好事，因为试图压抑你的想法，或者放任它们肆意妄为只会让它们更猖獗。注意到当下正在发生的事情，你就可以在你与你的想法之间制造出一些距离，让自己只是观察这些想法，冷静片刻。

有的时候，你的孩子需要你立场坚定，而有的时候你太过严厉又会让他们退缩。有时你需要顺其自然，而有时你的放纵可能会影响孩子的成长和进步。这种注意到各种立场，并且明智地选择符合当前状况的方法的能力需要冷静、清晰，还需要你能够注意到并且抛弃对你和孩子没有帮助的习惯。

虽然正念一直都被认为是一种帮助个体建立特定技能的方法，但它实际上指的是我们与整个世界互动的方式。制定教育计划有时是非常焦虑的体验，也可能引发很多争议。你需要保持冷静和共情来缓解这个过程，不仅仅是对于 ADHD 是如何影响孩子在课堂中的表现的，还有与之相关的所有人在为此进行协调时所感受的压力和挑战——包括你自己。

回到上述的例子，下一步一定是给那位学校心理咨询师回电话。整理好你的思绪，记住自己的目的是为了孩子而进行良好的沟通。对这场即将到来的对话，你的孩子最需要的是什么？

实践：正念行走

正念并不要求你静止不动。总会有一些时候，你就是想要或者需要四处走动，即使在那个时候，你也可以练习正念。实际上，很多人会觉得正念行走比静坐冥想更容易，并且也更容易加入日程表中。当你在散步享受春天的气息时，你就可以把你的思绪集中在行走和感受春天的天气上，每当思绪飘走时，把它重新引回来。这就是正念。

行走冥想的练习可以有多种方式。如果你行走的空间有限，你也可以在短暂的距离里来回行走，同时，注意力集中在动作引发的生理感觉的细节上（引导音频"正念行走"可供下载）。感受踩在地上每一步所产生的压力，身体重心的转变，以及其他任何你在走路时注意到的细节。行走的速度也随你所愿。

另一种方法是不管你身在何处，都可以练习行走冥想。无论你是在大自然中，还是正在穿梭于城市热闹的街头，你都可以随时注意即刻的感受。其他人并不需要知道你正在练习正念。只是睁着双眼，把外部的信息以及你内心的感受一并收入。毕竟，如果你太多的注意力都集中在了你的内部体验上，你很有可能会迷失在车流中，或者踩到一个坑。

你很有可能是一个忙碌的家长，那么你就需要尽可能利用有限的行走时间来练习正念。如果处于自动化的行动模式，你可能在走过了10个街区，或者整个远足过程中都没有关注自己的感受以及周围的一切。注意周围，注意那些声音、气味、景象、空气的温度、行走给你带来的感觉以及你的想法和情绪。

即使是简单地从车里出来准备走进家门的那一路，你就能注意到你的思绪已经飘到屋子里面去了：啊，**要讨论一下家庭作业**。注意你飘走的思绪，然后让它回到你前进的脚步上。如果你正要去和教师开会讨论孩子的问题，选择一条较长的路来做行走冥想，稳定心神。

你也可以在其他活动中使用这种方法。不管你是在慢跑、做瑜伽、爬楼梯还是在健身房锻炼，这些都是培养正念的机会。

行动计划：帮助孩子获得学业成功

作为家长，在家中你会做出你认为最好的决定，你所做的协调也只限于家庭内部。因此，关于孩子的教育，你的影响可能看起来没有那么直接，但是仍旧是深远的。正念通过对你的客观性、慈悲以及沟通技能的支持，提高了你与学校主管、教师以及其他相关人员互动时，参与设计创新的、有效的教学计划的能力。

☐ 如果你的孩子一直存在学业困难，那就让他做一个综合测试。

☐ 与学校沟通可以获得的学业上的配套支持。

☐ 制定家庭作业常规，然后帮助孩子坚持这个常规。常规应该包含以下基本要素：

    ☐ 设置干扰少的家庭作业工作区。

    ☐ 为写作业安排一个固定的时间（可能这个时间由于课外活动的安排每天会不一样）。

    ☐ 允许休息的时间。

    ☐ 帮助孩子制定并使用家庭作业待办事项清单。

    ☐ 为完成家庭作业常规提供可能的奖励。

    ☐ 使用日程表或每周的计划表来增强时间管理。

☐ 每天都练习正念。

    ☐ 继续正式的正念练习，如果你愿意，也可以做行走冥想。

    ☐ 继续非正式的正念练习，重点放在将正念带入与他人沟通孩子的学业计划中，不管是通过手机、邮件联络还是参加会议。

第九章

多动症的药物治疗——
如何做决定

阅读本章你可以：

- 对 ADHD 用药做出有根据的决定

- 管理孩子的 ADHD 用药，使之效果最大化，副作用最小化

- 使用正念来引导关于孩子 ADHD 的情绪化决策

正念背后的核心概念之一是：不要仅凭他人之言就妄下判断。如果你没有看到正念练习的任何好处，调整你练习的方式，或者先暂停练习。除非你自己对此付出努力并且亲身体验，否则任何你读到的或听到的都不会改变你的生活。

这一句话对于 ADHD 也同样适用。不要因为某人说某些事情是正确的就相信。你在本章将会读到的用药方法是基于大量的研究得出的，其中一些研究的结果可能对你而言是理所当然的，而也有一些可能与你的认知有出入。如果你一直不确定应该相信什么，那就检查资料来源进行自我教育，继续针对孩子的 ADHD 采取有方法、有目的的行动。同时，不管你对 ADHD 药物的了解程度如何，本章内容都应该会对你有所帮助，因为它针对的是关于 ADHD 的综合决定，一个对于家长来说非常常见的压力来源。

当你在考虑多种 ADHD 治疗方法时，一些人可能会试图向你推销东西，或者用一些恐怖的故事来吓你。在选择方法的时候，大量的"如果……会怎么样"向你扑面而来。所有的这些都再一次加重了你的痛苦程度，而实际上这个选择本身就已经足够让你难以承受了。找到有依据的信息需要责任意识、灵活的思考以及对当前状况的客观认知。

同时，你还需要认识到仅凭药物本身是无法处理 ADHD 的所有问题的。2/3 的 ADHD 孩子还同时存在并发症状，比如焦虑、学习障碍或发展迟缓（MTA Cooperative Group，1999）。此外，并不是所有的执行功能问题都对药物有直接的反应。因此，这些问题可能仍旧需要父母和教师主导的行为计划，以及直接的指导。最后，虽然接近 80% 的孩子对药物没有出现明显的副作用，但是，反过来也说明药物对大约 1/5 的孩子无效，他们需要接受其他干预（Hinshaw & Scheffler，2014）。

不管你现在是第一次考虑对孩子的 ADHD 用药，还是重新评估你之前对此的决定，你都要记住多样的行为和教育支持对管理 ADHD 来说是不可缺少的部分。尽管教科书会推荐从一开始就使用药物治疗，但是也可能使用更为慎重的方法。如果不需要药物的干预就可以让你的孩子得到充分的进步，就可以坚持使用这种方法，并且定期进行评估。每个月，每一年，确保你的孩子在逐步开发自己的潜力。如果他的进步有所滞后，你需要重新思考所有可行的干预方法，包括药物治疗。

正念和不确定性

我们的本能是避免一切看起来吓人的事物。当你需要在两个选项中做出抉择时，其中一种很显然在危险系数上比较低，另一种比较高，那么你可能本能地就会拒绝危险性比较高的那个。然而，这种不假思索的本能反应可能会阻碍更好的决策过程。除了这种害怕之外，家长可能还会随意买一种教学产品，同意未经测试的干预方法，或者拒绝聆听他人对自己孩子的见解。他们并没有寻找最深思熟虑的方法，而是凭本能反应，还有逃避。

做出重大决定的过程可能很有压力，因为一般来说，教育并没有单一而清晰的优越选择。这种不确定性就会制造焦虑，因此可以理解，你想要一个明确的答案让自己解脱，即使实际上对孩子的发展几乎不可能存在确定的答案。

就像在风暴中的一棵柳树，最可靠的方法是在大方向上随着风向弯曲，而根部牢牢抓地——同时展现出了力量和灵活性。然而，对于我们大多数人来说，我们都有固执地坚持自己的立场的倾向，被我们相信的和拒绝让步的所局限：那是我绝对不会，也从来没考虑过会做的事情。

通常，潜在的焦虑是一个复杂的问题。人们觉得解决一些问题就会让焦虑消失（有时候确实如此）。但是最终，接受不确定性的无法避免才可以缓解焦虑。虽然我们每次都尽全力寻找一个 100% 可靠的答案，但是这种解决方法几乎是不存在的，因此我们在做决定之前、之中以及之后都不断地自我怀疑。

明确性并不是来自过度的研究或对可能选项的疯狂改造，而是来自对事物原本模样的认知：这是我知道的，这是我不知道的，现在没有更多的可能性。意识到自己感到困惑，我们可能就没那么容易深陷其中。我们可以认识到，无法知道未来发生的事情会引发压力。

将正念用在决策上

从现在开始，你可以如何在关于 ADHD 的选择、用药或其他问题上表现得有所不同呢？在做任何决定之前，如果可能，先暂停。通过注意身体感觉、想法以及情绪（比如害怕、焦虑、愤怒或怨恨）来探索当前的情景。寻找目前已知的事实，承认自己的感受，并且意识到那些你不可能知道的事情。

下面的方法在你做困难的决定时可能会有所帮助：

1. 暂停。花一点时间做正念练习，尽你最大的可能稳定心神，并收集内在的资源。注意每一个身体感觉、想法和情绪（比如害怕、焦虑、愤怒或怨恨）。同时，确保是否存在压力或其他情绪让你的思考变得没那么灵活。如果有，请花一些时间自我照料，然后再继续这个过程。

2. 确保你在决策以及观察接下来发生的事情的过程中维持你的觉知。就像之前正念练习一直强调的那样，注意实际发生的事情，以及你对此的想法、情绪和身体感觉。

3. 寻找客观信息。网络并不总是（或者可以说经常不是）准确信息的来源，尤其是关于儿童发展的信息。好的资源指的是有研究基础的结果，以及医学专家和精神健康专家给出的信息。在你收集信息的时候，列出每一种可能解决方法的潜在优势和劣势，坚持基于研究结果和牢靠事实的信息。

4. 注意你内心的自我批判是否出现，如果出现了，都说了些什么。可能有人暗示你的孩子应该要服用 ADHD 的药物，但是你还没有准备好考虑这些。可能有人告诉你绝对不可以用药物治疗，而你的孩子正在服药。即使没有这些不请自来的公众意见增添担忧和自我判断，养育之路也已经足够困难了。

5. 注意到预测未来时任何可能的倾向性，尤其是看到最坏结果的灾难化思维。记住，你并不知道将会发生什么。你只能根据手头的资源做出合理的选择。

6. 一旦你做了某个选择，花一些时间确定这个选择，并带着对你自己和孩子的慈悲来推进这一过程。当人们感觉到不确定的时候，很容易变得急躁和谨小慎微，从而影响所做的决定。

7. 在花费足够多的时间来证明解决方法有效（或无效）之后，再次暂停，重新评估。对重新评估和调整计划保持开放的态度。与保证每一个决定完全正确相比，更加重要的是对自己和他人诚实，以及在此之后根据需要做出新的决定。

8. 如果你一直都感到不确定和担忧，可以寻求专家的建议。知道何时应该寻求帮助是自信的最佳标志。

ADHD 药物焦虑

对于任何一个孩子的用药都不可能轻易下决定，对 ADHD 孩子来说尤其如此。甚至，目前大众对 ADHD 药物的用词都存在偏颇。我们对于哮喘和湿疹用的词是"治疗"，而对于 ADHD，我们一般会说"用药"。

关于 ADHD 用药难以做决定的原因之一是收费非常高，而且很多时候信息还不准确。人们习惯于从个人经历做推断，并且还讲得相当有理有据。可能他们的孩子对 ADHD 药物出现了不好的反应，他们因此而生气也很容易理解。同时，当药物适用于他们的孩子时，可能家长就不会那么急切地想跟周围的人分享这个结果。所以，就像前文所述，要寻找客观的信息和研究，同时还可以咨询一两位你信任的医疗保健专家，如果这样能够给你带来更多自信。

对于 ADHD 用药不存在绝对的支持或反对。没有人愿意自己的孩子必须因为某些疾病而服药。理想的情况是，在恰当的时候，医疗保健专家应该从一开始就寻找不需要药物的方法。当你在这种困境中埋头前进的时候，一定要牢记下面这些基本要点：

- ADHD 是一种疾病，大脑负责自我管理的特定部位的功能出现了问题。
- ADHD 药物是为了支持大脑特定部位的正常表现。
- 与任何处方药一样，ADHD 药物也存在潜在的好处和副作用。
- 药物是否对真正有 ADHD 的个体有效，并不应该太多地受某个人对 ADHD 药物的滥用或误用的影响。

预估你可能会出现的恐惧、社会假设以及有 ADHD 孩子所带来的一般性压力，能帮助你做出关于用药更为周全的决定。不管你选择了什么，都要监测结果并对调整保持开放的态度。如果你对用药后的情况不满意，也可以随时停止 ADHD 用药。另一方面，如果你决定不使用药物，但是你的孩子持续表现出较大的困难，那么随后你还是可以尝试用药。管理孩子的 ADHD 是一个长期的过程，在这个过程中允许有多次重新调整方法的机会。

事实与误解

为了做出均衡的决定，你需要权衡用药和不用药的利弊。就像其他处方药一样，ADHD 的药物也存在好处和坏处，包括副作用。当出现副作用时，在停止用药后，副作用应该也会随之消失。如果你正在努力区分事实和误解，下面是一些关于 ADHD 用药的基本事实，可供参考：

- ADHD 药物本身不危险，也不会让人上瘾。大多数家长都可以找到一种

ADHD 药物，只要用药合理就可以使孩子受益，并且不出现任何明显的副作用。在合理使用的情况下，这种药物可以随时停止和开始，不会出现依赖性。它们被归类为管制物质是因为它们存在被滥用的可能性，而不是因为存在正确使用后的危险性。

- 它们不会增加物质滥用的风险。有 ADHD 的个体，不管是孩子还是成人，都会因为 ADHD 而存在物质滥用的风险（Harstad & Levy，2014）。ADHD 用药没有增加尝试违禁药物的风险。实际上，研究有力地表明，ADHD 用药反而降低了物质滥用的风险（Harstad & Levy，2014）。

- 除非长期服用药物，否则药物不会造成长期的副作用。最常用的 ADHD 药物并不会在体内累积，它们产生的效用和副作用都只会持续几个小时。如果副作用出现，用药停止后，孩子一般会在一天之内回到基线状态。

- 药物服用者的性格特征不会发生改变。药物能帮助孩子更好地进行自我监控和自我管理，发挥潜能更好地生活，而不会夺走孩子原本的特质。大脑功能得到了改善，使得孩子更可能根据自己所知来行动。

- 药物不会剥夺孩子的创造力。当 ADHD 个体茁壮成长时，他们完成创造性项目的能力应该会得到提升。ADHD 个体经常出现半途而废的情况，导致无法完成任何任务。

药物的潜在好处

关于 ADHD 药物的研究，最常被讨论的就是 1999 年的 ADHD 多模型治疗（Multimodal Treatment of ADHD，MTA）。该研究对比了接受行为治疗，接受药物治疗，以及两种治疗都接受的 3 组孩子。第 4 组孩子接受了诊断，然后就回到了他们的儿科医生那儿接受治疗建议。

研究结果如下：密集的行为治疗里包含了对课堂和家长的支持，它对 ADHD 相关的情绪和家庭问题有所帮助，但是对像冲动或注意力不集中这类症状就没有什么效果。对于这些接受行为治疗的孩子，尤其在焦虑和对养育的满意度上得到了改善。仅接受ADHD药物治疗的小组在ADHD症状改善上得到了更佳的效果。接受了药物和行为干预的小组结果与仅接受了药物治疗的小组类似（MTA Cooperative Group，1999），但是在用药剂量上似乎更低。

在MTA研究中有一个较为争议的地方就是，研究结果并没有发现药物治疗的任何长期效果。但是，这更多地与该研究持续的时长有关，而不是说研究存在某个缺点，因为这个研究设计的目的本身就不包含追踪长期结果。研究结束后，研究中的被试都可以凭自己的意愿改变、停止或开始ADHD用药和不包含药物的ADHD干预。因为没有数据记录被试在结束研究之后做了哪些选择，所以不能确定为什么之前的效果会消退（Arnold et al.，2008）。

实际上，MTA研究最有建设性意义的方面之一可能是，当对ADHD用药的效果和副作用进行追踪，并且根据状况精细调整后，可以观察到药物效果的增强。这给我们的启示是，对ADHD用药进行精心管理非常重要。不幸的是，这一点在现实生活中并没有被当成标准来执行。

现在有少量研究显示用药对ADHD孩子有长期的效果，而且这一类研究的数量还在增加。我们离确定的真相还有很长一段路要走，但是下面的研究表明了似乎早期的药物干预可能会减少ADHD对个体幸福感的长期影响，比如：

- 学生在学业上的进步。举个例子，一项研究表明，孩子用药时间越长，他们的学业技能与同伴之间的差距就越小（Scheffler et al.，2009）。另外一项研究发现和记录了用药后个体在数学和阅读上的进步（Zentall，Tom-Wright，& Lee，2013）。保证孩子在早期教育中跟上学业进度对他们的意义非常重大，且不论是否有更长期的决定。

- ADHD的症状在执行功能提高后可能会消失。对已经停止用药的ADHD年轻成人的一项研究发现，在儿童期用药治疗的个体比从未用药治疗的个体表现出更少的损伤（Powers et al.，2008）。

- 大脑成像研究已经开始展示出潜在的神经学效果了，可能是因为神经的可塑性。虽然仍旧需要更多研究去支持这一点，但是，有可能 ADHD 用药会为大脑向更正常的方向发展铺设道路（Spencer et al., 2013；Czerniak et al., 2013）。

对于 ADHD 用药的扩展使用还需要更多的研究来支持。也就是说，在已经进行的研究和孩子用药的几十年经历中，都还没有发现长期的负面影响。最终，关于是否要停药，以及何时停药的决定都应该完全取决于药物是否持续地为个体提供帮助。

ADHD 药物的类型

一般来说，为 ADHD 孩子开的第一类药物是兴奋剂。你可能会觉得很惊讶，但是实际上这类药物已经被划分为 ADHD 的处方药长达八十几年的时间了。它们之所以被称为兴奋剂，是因为它们会刺激执行功能的相关脑区，而不是刺激整个身体。

事实上，所有的兴奋剂药物都存在同样潜在的副作用和益处。有一些是基于哌醋甲酯［利他林（Ritalin）］，另一些是右旋苯丙胺［阿德拉（Adderall）］，而每个人对哪种药物的反应会更好是很难预测的。配方如何制定，以及药物效果的持续性对每个孩子来说都不一样。

非兴奋剂药物也可以增强大脑额叶的功能。常见的非兴奋剂药物包括胍法辛缓释片（Intuniv）以及阿托西汀［择思达（Strattera）］。一般来说，这几种药物并不会被当作第一选择，因为它们的效果普遍来说比不上兴奋剂药物。但是，它们的副作用相对较少。从功能上来说，它们与兴奋剂药物的不同之处还在于，它们可能需要服用一周或更久时间后才会显示出效果。

一些孩子在结合使用这两类药物之后能够获得最大的疗效。虽然还没有被广泛地研究过，但是有一些实验认为这两类药物的结合使用可能会造成轻微的上瘾效果。此外，两类药物结合使用时，每一类药物只需使用更小剂量就能产生足够的效果，且不至于产生副作用。

ADHD 用药的研究对象已经包含了 3 岁孩子，如果你的孩子被明确诊断出患有 ADHD，且损伤较为严重，非药物类的干预没有成效时，即使学龄前儿童也可以将药物治疗作为一种可选的方法。

问与答

问：如果我的孩子除了 ADHD 之外还患有其他精神疾病，那服用 ADHD 的药物是否安全呢？

答：首先，简单回答就是"安全的"。但是也要注意，ADHD 药物有可能会使其他伴随的精神疾病变好或恶化。举个例子，ADHD 会加剧个体的焦虑程度，因此药物治疗可能可以通过减少孩子的焦虑来改善日常生活。而另一方面，兴奋剂药物也可能存在潜在的副作用，导致焦虑的增加。与所有药物一样，安全有效的治疗都需要细心的观察，意识到潜在的副作用，以及紧密的追踪。

避免副作用

在刚开始反复尝试寻找对孩子来说最佳的药物时，副作用有时是无法避免的。但是，如果你能够紧密观测，你就可以根据需要迅速做出改变。在读到所有可能的副作用时，感到难以接受是正常的。但是，为了达到最好的疗效，监控这些可能的副作用很重要。记住，一旦你通过了最初的试错阶段，后期应该不会遗留很明显的副作用。

一个潜在的生理副作用是难以入睡。对于大多数孩子来说，对此的解决方法就是换一种疗效更短的药物。

另外一个常见的担忧是白天食欲降低，这也是最难避免的副作用。但是，只要孩子整体的卡路里吸收是充分的，那么白天食欲的改变就不会造成什么伤害。如果孩子在一天的中间失去食欲，他很可能不需要提示就会自行在早晨和晚上弥补失去的卡路里。不过，还是要尽量让孩子在午餐的时候吃一些东西，来帮助他有足够的能量度过下午的时间。

如果你的孩子持续出现了体重下降，就需要咨询孩子的医生。可能有必要改变药物的种类或剂量。但是，因为孩子的身体适应药物需要花几个月的时间，所以在很长的一段时间里持续记录体重的变化非常重要，不能仅看每天的变化。

其他副作用包括头痛或胃痛，当然还有很多列在药物说明书上的没那么常见的其他副作用。因为轻微的副作用有时会随着时间有所改善，所以你可以考虑观察一小段时间后再决定要不要换药。如果症状一直持续，就和孩子的医生商量如何调整用药。

大量的研究发现 ADHD 用药并不会影响个体长期的成长，尽管流行的说法与之相反（Harstad et al., 2014）。同时，这些药物也被认为对心脏没有伤害（McCarthy et al., 2009），但是，应该筛查有患心脏病风险的孩子。

还有一个比较复杂的问题是兴奋剂可能会引发运动性或发声性抽动，虽然这比较罕见。兴奋剂并不是导致抽搐的原因，因为即使没有用药，ADHD 孩子仍旧存在这种风险。要注意，这种抽搐出现后可能会持续几天或几周，因此这种副作用可能会在停药之后仍旧持续一段时间。

对于任何可能会影响大脑的药物来说，很关键的一点是监控个体的总体心境、焦虑、强迫以及一般精神健康状况。ADHD 的用药要警惕对抑郁以及很多其他精神健康更为严重的影响。幸运的是，这种副作用并不常见。更多时候，孩子只会感受到轻微的影响，比如易激惹或焦虑，这类问题应该在停药之后就会缓解。

成功的治疗会让孩子在更稳定的情况下保持最佳状态。即便如此，还是有很多人错误地认为 ADHD 药物会把孩子变成"僵尸"。一些孩子的确变得孤僻和无精打采，但这只是用药不合适导致的，且一次剂量的影响只会持续几个小时。换一种药物可能就没有这种影响。

管理 ADHD 用药

为你的孩子找到最适合的药物是一个不断试错的过程。如果你密切监督孩子，并且根据需要咨询处方医师，你最终可以找到一种与孩子相符，并且能够促进 ADHD 症状显著改善的药物。

正如前文所述，大多数医生开始的时候会使用兴奋剂药物。它们比较有效，见效快，似乎也非常安全，但是同样存在风险和益处。它们主要是在效果的持久度上存在差异，而且这种效果在每个个体身上也有变化。药物的剂量并不是根据个体的体重来定的，医生会在一开始先选择很小的剂量，然后再根据需要逐渐增加。

兴奋剂的效果并不像非兴奋剂药物一样会随着时间累积。你当下可见的就是药物会达到的效果。通常，人们在看见一点效果之后就会停止试错，但这对孩子来说是不充分的。如果出现了进步，但是 ADHD 仍旧在损害你的孩子，可能就需要加大用药剂量，或者换一种药物。通过对药物的持续微调以及药效的仔细对比，你就会掌握用药心得。

ADHD 药物的效果和副作用看起来复杂地交织在一起，似乎你无法只看到其中一种影响。通常情况并非如此。如果药物有效果，那就是好消息，证明你选择的是正确的。如果用药导致了持续的副作用，这种选择就是错误的。你必须在脑海中区分这两种后果，才能更清晰地做出选择。

持有现实的期望

ADHD 药物并不是魔法药片，它们无法治愈 ADHD。它们的作用是刺激大脑额叶，让大脑能够在药效期间更好地工作。为了更有效地进行药物干预，你需要知道它们做得好的和做得不好的方面。

药物主要改善的是 ADHD 的症状，而不是更普遍的执行功能。因此，注意力分散、糟糕的任务执行力、烦躁不安、多动以及冲动这些症状应该会得到缓解。如果这些症状没有减轻，就代表药物对孩子的 ADHD 没有起效。

更大范围执行功能上的问题，比如任务管理或社交技能的困难，并不会对药物有直接的反应，但是可能作为附带的效果出现。举个例子，如果你的孩子白天一切都顺利，他在晚上的行为可能也会有进步。同样，更好的集中力以及冲动控制会促成更好的社交技能和组织力。因此，合适的用药可能会对孩子的生活起到一个广泛促进的作用。也就是说，在追踪用药的具体效果时，你需要把重点放在第一章列出的 ADHD 基础症状上。

以全面症状控制为目标

在理想的情况下，药物应该可以在一天之内缓解孩子的症状。需要注意的是，如果药效到了晚上或写家庭作业时就没有了，增加药的剂量并不会出现显著的延长效果。你必须换一种药效更持久的药物，或者在下午加一点短效药。虽然在看起来需要的时候，下午给孩子加药非常令人动心，但是这经常会导致生产力的日渐迟滞，比起缓慢而稳定的进步来说，它更容易造成急迫的压力。

非兴奋剂药物的药效可以持续 24 小时，但兴奋剂药物却不是，因此你很可能需要面对制定日程上的限制。兴奋剂药物可能会影响睡眠质量，所以它们的药效一般从早晨持续到晚餐时间。如果你的孩子正在服用兴奋剂药物，你会想让他在这个时间段内完成尽可能多的家庭作业，当然，也需要考虑包含一些有益和愉悦的课后活动。

ADHD用药的目的并不只在于应对学校里的问题。帮助孩子成功探索生活的每一个方面对于他的社交发展和自尊心的养成来说都非常重要，因此，最理想的情况是让孩子每天都服药。如果你因为药的副作用而不想让孩子在周六日服药，那么很可能孩子目前服用的药物种类或剂量是不对的。

监控潜在的副作用

有数据显示，约80%的孩子可以从ADHD药物中感受到明显的益处（Hinshaw & Scheffler，2014）。关键就在于找到一种没有明显副作用的药物，因此，在一开始的试错阶段，你必须和孩子的医生紧密合作。虽然这个过程可能会让你觉得身心俱疲，但是最终做出正确选择后，你的孩子就可以持续发挥他的最好水平。因此，不要轻易将就或妥协。

除了极端的反应，在确定某种药物之前，你还需要花几天时间监控该药物是否存在明显的副作用。孩子可能会因为睡得不好，在操场玩耍时遭遇了不愉快的互动，或者因为其他数不清的理由而在一天中状态不佳。如果这种模式与药物相关，且变得较为明显，你就需要调整。

直接观察你的孩子。虽然仅在上学的日子里服用兴奋剂药物是安全的，但是如果跳过周六日，你永远不会看到药物真正的效果，包括好处和坏处。而且有一些副作用，比如情绪低落，在课堂中可能很难被注意到。

在监控副作用的时候，你需要注意自己与孩子的沟通。频繁询问潜在的副作用可能会让孩子认为自己有这些感受，一项一项地对照副作用列表可能会让孩子生气。如果副作用出现了，它们对你来说是很容易被察觉到的，所以你只要仔细观察，避免任何焦虑沟通即可。

同时，还需要追踪副作用出现的时间。如果使用的是兴奋剂药物，可能存在3种模式，每一种都有不同的启示：

- 副作用出现在药效最佳之时，表明这种药物本身就有问题。
- 如果孩子服药后，晚上的行为或情绪比还没开始服药时的状态更强烈，这可能表示药效在逐步消失，产生了反弹作用。孩子在白天服用药物也许没问题，只不过可能需要在下午的时候稍微增加药物的剂量，或者改变配方，包括使用相同药物的不同版本来应对这种反弹作用。

- 兴奋剂药物的药效可以从早晨持续到晚餐时间，因此孩子的症状可能会在一天快结束的时候全力反击。此外，即使没有服用药物，很多孩子也有焦躁不安、在进食上非常挑剔或者睡眠质量差的问题。在药效逐渐消失的时候，你需要把精力集中在行为干预以及其他非药物的方法上。如果需要，你也可以考虑尝试用一种 24 小时有效的非兴奋剂药物。

监控药物的效果

为了追踪药物的效果，你可以使用下面的表格（表格可供下载）或者创建你自己的表格。列出所有的好处和任何明显的副作用。合适的药物只会出现好的效果，不会有任何副作用。如果出现了副作用，就表明服用的药物是错误的，或者所用的剂量是错误的，无论是哪种情况，都需要改变。

药效追踪

药物： 开始日期：		
当日时间	好处 （正确服用）	副作用 （服错药或服错剂量）
早上		
中午		
晚上		

询问教师的反馈

教师应该是用药决定过程中不可缺少的部分，因为他们在药效高峰期与孩子相处的时间远比家长要多。为了更好地了解孩子的课堂表现（包括药物潜在的好处和副作用），你需要询问教师对孩子的观察情况，并请他完成评分表格。

考虑非兴奋剂药物

正如前文所述，虽然非兴奋剂药物一般不会作为第一选择，但是它们仍旧可以在特定情景下有所帮助：

- 当孩子从兴奋剂药物中没有获得足够的效果时
- 当孩子因为副作用而无法忍受兴奋剂药物时
- 当孩子出现抽搐或其他 ADHD 的共存疾病时
- 当孩子需要 24 小时的症状缓解时

正念修复

家长会面对一个独特且极具挑战的与 ADHD 相关的应激源，称为"决策焦虑"（Brinkman et al., 2009）。ADHD 孩子的家长总有那么多决定要做，从行为计划，到上学，再到药物，压力几乎不曾间断。并且，这种压力还经常会被他人的评判、完美主义、内心批判以及很多时候不充分的自我怜悯层层加覆，雪上加霜。

很多时候，你都会意识到自己的目标与现实背道而驰，或者你短暂地迷失了自己原本的意图，这些都是无法避免的。你内心的自我批判很可能会跳出来，对你指手画脚并宣告"你搞砸了！"你可能会因为害怕自己永远无法解决问题而坐立不安；或者陷入孩子或自身反复的痛苦和回避的循环中无法自拔。可能你会因为其他人没有遵循你考虑周全的计划而生气；或者因为有人警告你某个选择是偏离目标的，并且结果确实如此而感到愤懑。

然而，任何决定可能都无法经受住时间的考验。向你的孩子、伴侣、朋友或生活中的其他任何人，不带防御性地承认错误需要巨大的勇气和坚定的诚实。这个任务会因为很多不同感受的掺杂而变得更困难，比如烦躁不安、孤独、焦虑、无力感等。这些感受会损害你承认自己的错误，继续向前迈进的能力。

这也是为什么我们要冥想的原因之一，认识到想法只是想法而已，练习放开预设、偏见和评估。即使我们做决定的时候考虑得再周全，也不可能每次都正确。通过练习正念，我们可以跳过习惯性的自我评判，更清晰地探索生活。

为了让整个过程更加顺利，我们可以注意到自己选择的偏差，然后在不对自己或其他人妄加评判的同时寻找弥补的方法。比如，如果你在 ADHD 计划执行上出现了偏差，你可以注意到这一点，不责备自己，只是重新回到计划执行上去。如果你在正念练习的时候走神了，同样注意到这一点后重新回到正念练习上。可能你在对话的时候不如你期望的那样熟练，注意到这一点之后，回顾你这次沟通原本的意图。

保有慈悲，你就能够掌控情境并且维持开放的态度，这会影响你接下来的言行。对自己少一些评判，才更有可能按原本的意愿行动。对孩子少一些批判，你才更有可能成熟地沟通，并且坚持更大的计划：我现在很生气很烦躁。你也很生气很烦躁。我真的希望我们现在都能静一静……但是，你还是必须写家庭作业。你可以整理多方资源来做出对那一刻来说最为周全的决定，观察结果，调试，然后再次尝试。

正念和慈悲

思考一下这个情景：你最亲密最信任的朋友对你说了一些伤人的话。你几乎能够完全确定这不是故意的。本能地，你做出了一个假设，认为她不是有意的，她永远都不可能故意对你如此不友善。如果她在这之后找到你，为自己的行为道歉，你很可能会反过来安慰她，让她不要在意。即使你承受了她行为的正面冲击，但是你仍旧只希望她能释怀。

虽然我们可能能比较轻易地将这类关心和慈悲延伸到朋友身上，但是却不能对自己也如此友好。你内心的批判可能会叫嚣着：你太蠢了！你永远做不对。即使我们已经尽最大的努力了，也仍然被肆意苛责。当然，我们不是故意要跟自己过不去，想要搞乱自己的生活，不管从外表看来情况如何。

很多时候，我们忽视了一个事实，即使我们心存怀疑，也会给别人一次机会，但是对自己却不会如此。不管我们是在自动反应模式，还是在某个情境中全神贯注，我们都有可能犯错。我们渴望幸福，我们努力寻找着接近幸福的途径。而事实上，我们身边的每一个人都是如此：家庭成员，孩子的教师和治疗师，正在争吵的职员或服务员，当然还有我们的孩子。即使有时候我们极度反对某些人或他们的言行，他们的意图也仍旧是想要获得幸福。

你爱你的孩子，但有时他似乎选择让自己痛苦——抗拒睡眠，忘记书包，或者做出其他惹你生气的事。当你挣扎于让孩子重回正轨时，挫败感可能会掩盖你对孩子幸福的希冀。孩子也在寻求幸福，只不过就像每个人都会遭遇的情况一样，他前进的道路上出现了阻碍。不幸的是，我们经常会忽略孩子的感受和想法。

你可能想知道如何坚定地做决定，在保护好自己的同时还能注意到他人的观点。你可能会在对自己和他人展现慈悲的时候感到脆弱，仿佛你正在宽恕他们一些不太恰当的行为。而抵抗、回避或排斥某人可能对你来说更容易且更安全。但是，如果你仍旧重拾旧习，你周围的人以及自己都会受影响。集中于慈悲的正念练习会引导你战胜这种旧习。通过不断的努力和重复，在与自己、孩子以及整个世界的互动中建立新的神经通路来强化慈悲是可能的。

实践：慈爱冥想

在本项慈悲练习中，没有任何强制性的内容。你不能希望你对其他人或自己产生某种特定的感受。本项练习只是简单地提示你，你值得拥有幸福和自在——不比他人多，也不比他人少。对你的孩子、家庭、朋友、邻居以及世界上的任何一个人来说也是如此。每一个人都被内心想要避免痛苦的欲望所驱使，渴望找到保持平和的方法。在本项练习中，人类本质中共通的一面就是注意力的焦点。

　　找到一个舒适稳定的位置，可以坐着，也可以躺着，然后观察你的几次呼吸。注意当你放弃努力或想要产生其他感受的念头时，你有什么感觉。你不能强迫自己感受到放松、不加批判或任何其他特定的情感。只是让你单纯地感受自己所感受到的。

　　下一步，想象一下你的孩子。想象你对他最大的期待。这种无限的爱，比任何其他表面的情绪都要深沉，一般来说包含以下4句话："希望你快乐。希望你健康。希望你觉得安全。希望你能更加自在地生活。"以舒适的节奏，跟随你的呼吸，无声地重复这些句子，或者其他能够表达你最深希冀的句子。

　　继续重复这些你对孩子的期望，提醒自己这些才是你最深的意图："希望你快乐。希望你健康。希望你觉得安全。希望你能更加自在地生活。"

　　几分钟后，将注意力转移到你自己身上。你的内心可能会有所抗拒。尽管你可能犯过很多所谓的错误，也仍旧拥有与其他人一样的权利："希望我快乐。希望我健康。希望我觉得安全。希望我能更加自在地生活。"不要提附加要求，只是给自己一些幸福的期冀。

　　几分钟后，想象一个亲密的朋友或某个无条件支持你的人，一个你对他几乎只有正面情感的人。这个人也渴望快乐，不管他的经历相对来说是轻松的，还是非常急切需要你情感支持的。如果你没有想到这样一个人，这也很正常，很常见，你仍旧可以继续上一步的练习。

几分钟后，转移到一个中性的人物上，一个你会在周围见到却不是很了解的人。可能是超市或加油站的工作人员，或者其他在附近工作的人。将同样的希冀扩展到他身上，不管你自己实际的感受，也不要强迫自己。你只需要简单地用这种方式集中你的注意力即可。

现在，想象一个不好相处的人，他不是那个最难相处的，但是你可能在某些小的方面与他存在分歧。虽然你们的观点不同，你坚定地支持自己的观点，但是他的行为也一样被想要幸福的期望所驱动。如果他能够从痛苦中解脱，他的行为就很有可能会改变。如果这样做比较容易，把你自己也加进去："希望我们都可以快乐。希望我们健康。希望我们觉得安全。希望我们都能更自在地生活。"

接下来，想象一下你的整个家庭："希望我们所有人都可以快乐。希望我们所有人都健康。希望我们觉得安全。希望我们都能更自在地生活。"

最后，如果你愿意，把这份相同的希冀延伸到每一个人的身上。不强求，把这份慈悲的希冀给你想象到的每一个人，每一个地方。

当你可以轻松地做此项练习后，你就可以用它来对抗日常压力。如果你觉得停滞、迷失或陷入了与原本的意图不同的方向中，那么花一点时间来平复自己，就像安慰你的朋友一样。如果你的孩子让你非常生气，你发火了，你需要为自己和孩子进行简单的冥想练习。提醒自己，你和孩子的期望都是追求幸福，不管实际的他的行为是什么样的。

行动计划：协调治疗决定

虽然本章的重点在于药物，但是实际上你做的决定大多还是与孩子以及 ADHD 照料相关。你需要决定如何行动和说话，如何管理情境和日程，以及其他数不清的细节。压力、不确定性和很多其他挑战都会影响这个过程。照顾好自己，继续你的正念练习，寻找客观可靠的信息，然后在每时每刻尽量做出最周全的决定。

☐ 练习把正念融入关于药物或其他与 ADHD 照料相关的决策过程中。

☐ 不管关于药物或其他干预方法你做了什么决定，你都要在日历表上标记下来，并阶段性地评估其结果。

☐ 如果你的孩子才刚开始服用 ADHD 药物，或者刚刚改变用药，你需要经常评估他的反应，然后根据需要进行调整以实现最佳的药效：

☐ 监督特定 ADHD 症状的进步。

☐ 寻求孩子教师的反馈。

☐ 根据需要改变药物或剂量，以消除副作用。

☐ 找到一种或几种药物的结合来缓解症状，保证孩子能够完成家庭作业和校外活动。

☐ 一旦药物开始出现效果，重新评估其他干预手段。之前进展不顺利的行为和教学计划可能会在孩子能够更好自我调节的时候变得更成功。

☐ 定期练习慈爱冥想（第一周或许可以每天练习一次），注意这种练习对你不同遭遇和决定的影响。

第十章

制定可行的每日常规

阅读本章你可以：

- 认识到 ADHD 是如何影响每日常规的

- 理解健康的习惯会如何影响 ADHD

- 建立家务常规来促进幸福感和独立性

- 当你纠结于某件事情而变得不安和急于反应的时候，可以保持正确的前进轨道你的本意一直都是希望给孩子最好的。也许你之前发誓要在讨论又一个未上交的作业时保持冷静，而你的孩子却找了一堆前言不搭后语的理由。于是，你一下子怒火中烧，回到了你发誓再也不会用的絮叨和指责的习惯中。孩子也以同样的方式回应。你再一次陷入了深深的反省和羞愧之中。

或者可能你的孩子从校车上下来后跟你边走边交谈，跟你说他今天过得非常开心。然后你说："太棒了！我们回家先把家庭作业做了，然后就可以去玩了。"这瞬间就打消了他的兴致。你很害怕你接下来说的话可能会随时引发他情绪的爆发。他的情绪陷入了困境，非常不安，失去了平衡，完全没有准备好要跟你理性和冷静地谈论你的计划。

尽管你知道你回应的方式会影响接下来发生的事情，然而，情绪的冲击波仍旧在你的脑海和身体上下穿梭。虽然你理解管理孩子的 ADHD 以及养育本身就需要慈悲、尊重的沟通以及按照意图的切实行动，但你还是不可避免地深受折磨。你的孩子也可能会因为感知到你所受的折磨而担心，失去了心境的平衡。如果没有意识到这些常见的模式，你的意图和仔细建构的计划很可能会在一瞬间就半途而废。

ADHD 和日常生活

纠结和痛苦是生活中无法避免的一部分，这在一个有 ADHD 成员的家庭中尤其如此。每天的惯例全部变成了常规。你可能会烦恼为什么孩子即使已经筋疲力尽了，还是在晚上拒绝睡觉。或者，你也想知道为什么过了那么多年，孩子早上出门仍然让你忧心忡忡。当你陷入困境时，你的理智告诉你不可以说或做让状况恶化的事情，但你还是没有控制住自己。于是，你又开始了自责和痛苦的循环。

因为执行功能的问题，ADHD 本身就包含了建立和维持常规的困难。从早上出门到上床睡觉，以及孩子一天之间的所有事情都在不断给父母提要求。

当父母觉得压力太大、情绪受到困扰或难以承受时，孩子的表现只会离每日常规的标准越来越远。

稳定一致的常规能让家长和 ADHD 孩子每天的生活更加简单。实际上，研究表明家庭常规与儿童期的幸福感和健康快乐相关（Muniz，Silver，& Stein，2014）。另外，任何在儿童早期建立的习惯都更有可能延续到成人期。引导年幼的孩子养成睡眠、技能、营养或锻炼等的健康习惯，比引导因为生活混乱而睡眠不足的青少年来说更为容易。所有这些都表明了，建立有效的常规能帮助孩子培养具体技能，以减少 ADHD 相关的日常混乱。

很多涉及常规的、与生活方式相关的选择都对 ADHD 有影响。研究显示，良好的营养、锻炼和睡眠可以改善 ADHD。正念也同样有效，第十一章会进一步探索与孩子分享正念的方法。然而，当孩子有 ADHD 时，在所有这些领域建立健康的习惯更为困难。因此，本章会指导大家如何通过建立关键的常规来支持孩子在各领域上的发展，并帮助你更顺利地处理家庭事务。

重要的事先办：晨间常规的重要性

早晨对于每个有孩子的家庭来说都充满着压力。当一个孩子有多动、冲动、注意力分散的问题，并且在时间管理、排列事情优先顺序以及追踪细节上存在困难时，早晨那段时间一般来说都是一场灾难。对于服用兴奋剂药物的孩子来说，早晨药效还没有显现出来。对于家长而言，那个时间可能还没有完全清醒，因此更容易在督促孩子出门的过程中与孩子发生争吵，这对于整个家庭一整天的状态都可能造成负面影响。

为了让情况扭转，确保孩子的早晨确实是按照常规进行的。下面是一些提示：

- 把晨间常规按步骤写下来，或者制作成图片表格。即使 ADHD 孩子可以一字不差地复述计划的内容，也还是有可能会在那一刻忘记细节。鼓励孩子经常性地检查列表，让自己保持正确的前进方向。遵守常规是一项极其重要的技能，孩子的一生都会受益无穷。

- 让列表尽量简短。把可以移到前一天晚上的任务在前一天晚上完成，比如洗澡、打包午餐或整理书包等。也就是说，先把任何不必要的事项从晨间常规中剔除，比如整理床铺。当刚开始的常规变成了习惯之后，其中的一些任务就可以移到早晨来做，加入常规列表中。就目前而言，先集中在必须要做的事情上。最初的时候，晨间常规列表可能是这样的：

  - 穿衣服
  - 吃早餐
  - 刷牙梳头
  - 拿书包
  - 准时离开家门赶校车

- 强制孩子必须在固定时间内，并且在玩耍之前完成整个列表的内容。在孩子一定要离开之前，设置至少 15 分钟的预留时间。如果孩子必须在 8：00 出门，就把 7：45 设为目标。跟他强调如果能够按时完成常规，就可以有几分钟玩耍或休息的时间。

- 如果常规是在孩子的能力范围之内的，但是他在遵循每一个环节上有困难，可以将常规与奖励系统结合。每次保持良好的态度按时完成任务后，就可以奖励一分。

问与答

问：不管我做什么，孩子完成常规的速度都很慢。如何让他行动更快一些呢？

答：很多 ADHD 孩子都有自己的精神节奏，不能被强制变快。遵循常规和清单，还有在可能的情况下减少常规中过多的细节，都对提高效率有帮助，比如在睡觉的时候决定好明天要穿什么，而不是等早晨起床之后再决定。但有时你能做的就是给孩子多留一些时间，把闹钟时间调早。你还需要注意"精神欧不裂"的出现。欧不裂是一种能够在压力下迅速变为固体的液体。一些 ADHD 个体在认知上也会出现类似的状况：压力导致他们行动缓慢、慌乱以及犯错。如果出现了这种情况，缓和一下，或让孩子做一个简单的正念练习可以促成任务的快速完成。

饮食和锻炼

因为 ADHD 是一种自我调节障碍，所以它对进食有影响也在意料之中。分心和冲动的进食会导致总体上较差的饮食习惯，并且与 ADHD 相关的慢性压力也会影响食物的选择。糟糕的时间管理能力也是一个问题，比如，它会使得孩子错过吃饭时间，在之后的食物选择上更有压力，也更容易做出不恰当的选择。此外，虽然挑食对于所有的孩子来说都是比较常见的问题，但是 ADHD 孩子的情绪反应却使这个问题上升到了一个新的高度，有时会导致父母不得已放弃营养全面的饮食。不幸的是，越来越多研究把 ADHD 和肥胖联系到了一起（Dempsey，Dyehouse，& Schafer，2011）。

围绕饮食建立几个关键的常规会有所帮助。举个例子，家庭成员一起吃饭被证明与更健康的饮食习惯、更低的进食障碍风险、更好的成绩以及更少的青少年行为问题有关（Fiese & Schwartz，2008）。设定一个时间，并且保证在那段时间里所有的电视和手机都处于关闭状态，大家都能坐下来一起用餐，享受用餐和彼此的陪伴。

正念进食也存在潜在益处。重新回顾一下在第一章的正念进食练习，然后思考你可以如何为孩子示范更有意识的进食习惯。在引导孩子进行正念进食的时候，可以参考 Sara Marlowe 所著的《没有平凡的苹果》（*No Ordinary Apple*，2013）。

你还可以留意最近的研究，它们表明几种具体的饮食控制方法可能会对 ADHD 有积极的影响：

- 有一些研究显示，铁（可能还有锌）的不足与 ADHD 的症状有关（Millichap & Yee，2012）。在美国，筛查缺铁是一种常规检查，因此，你可以询问孩子的儿科医生相关的具体情况。一般来说，锌不会被测量（也没有被明确地认为和 ADHD 有关）。矿物质缺乏在现代的饮食中不太可能发生，但是，如果你面对的是一个极其挑食的孩子，那你可能需要考虑给他服用包含铁和锌的多种维生素剂。

- 欧米茄 -3 脂肪酸，比如鱼油，显示出了对 ADHD 的潜在益处（Bloch & Qawasmi，2011），但对其效果还没有达成共识，因此还没有被广泛地推荐给孩子。如果你想尝试增加孩子的摄入量，像海鲜一类的膳食来源是一个好的开始。在开始给孩子服用欧米茄 -3 补充物之前，最好先咨询孩子的儿科医生，确定合适的用量。

- 有一些研究认为食用色素可能会加重一些孩子的 ADHD 症状（Millichap & Yee，2012）。这些色素并没有导致 ADHD，并且它们很明显只出现在不健康的食物中。如果你的孩子在吃完或喝完亮色的产品之后变得兴奋，以后就要避免让孩子接触这类产品。

- 值得注意的是，目前并没有证据表明无麸质饮食或其他排除饮食会影响 ADHD。

坚持锻炼也被证明对 ADHD 存在好处（Halperin，Berwid，& O'Neill，

2014）。和很多家长一样，你可能发现孩子的心情和行为在运动一天之后会变好。确保给孩子定期安排锻炼的时间，包括冬天，不管是通过游戏还是运动的方式。同时，与学校的教职工说明这种情况，希望他们可以避免使用让孩子没有机会运动的惩罚。你可以使用第三章中的"整理你的生活"练习把锻炼列为孩子每天生活中必不可少的一部分。

入睡

　　ADHD孩子在夜里躺下时，所有外界的干扰都在这个黑暗而安静的房间里被隔离开，只留下他独自繁杂的思绪。他对这一天的各种想法萦绕在心头，与ADHD生理上的躁动掺杂在一起。可能他会感到少许恐惧或无聊。

　　在那一刻，对他而言最有吸引力的就是找到有趣的事情做。因此，他在床上跳，打开电视，跑下楼，或者要求再喝一杯水。但是，这些行为只会进一步加剧他的思维以及身体的活跃度。就他的本性而言，现在需要所有的事情都完美就绪来帮助他入睡，但是他却做了所有能做的事情来保持清醒。

　　大多数家长都经历过劝哄孩子躺下保持不动来入睡，不管你如何安慰、哀求、哄骗，你的孩子仍旧丝毫不会因为你游说睡眠对于健康和幸福有多么重要而妥协。他可能还是在床上上蹿下跳，拒绝放开你的脖子，或者在你走开的瞬间又把灯打开了。

　　哄孩子入睡这一件事情就几乎涵盖了对父母这个角色所有的要求和挑战。你可能外表还保持着镇静，但是内心早已崩塌。你可能在调动所有的资源之后，还是发现自己并不能控制每一件事情。尽管如此，帮助孩子入睡仍旧是对现在和长期的将来都非常重要的一个任务。ADHD成人经常会自陈存在睡眠问题，因此帮你的孩子养成好的睡眠习惯可能会使他受益终身。

　　同时，这对你的自我照料也非常关键。如果你的孩子一直都在挑战晚上入睡时间的底线，你的精力就会渐渐被耗尽。这会让你更难坚持常规，包括与睡眠相关的常规，从而导致恶性循环。

至少40%的ADHD孩子都存在睡眠问题，从入睡困难到睡眠中断（Barkley，2014）。然而一项分析显示，几乎任何一种睡眠计划都是有效的，不过有一点很必要：计划必须持续执行（Mindell et al., 2006）。下面是关于健康睡眠的研究启示。

建立稳定的睡眠时间

每天在固定的时间上床睡觉能帮助孩子设定生物钟，还能提高睡眠质量。大多数孩子都会从稳定的睡眠时间以及坚持定时的睡眠中受益。并且，与所有人一样，他们也有所谓的"睡眠窗口"——在他们的生物钟或昼夜节律中身体最容易入睡的时间。

过早地让孩子上床睡觉反而会让入睡变得更困难。但是，如果你把入睡时间定得太晚，孩子很可能会错过睡眠窗口而又变得焦躁不安。选择恰当的入睡时间，你的孩子应该在身体节奏慢下来的时候，枕上枕头准备入睡。如果他的睡眠窗口不清晰，就需要在晚上持续观察孩子身体慢下来的时刻。

不管你最终决定了什么睡眠时间，为了防止错过那个时间，你可以提前设闹铃。

建立放松的睡眠常规

一旦你确定了孩子入睡的时间，你就可以设定入睡常规让孩子的节奏慢下来，这通常在关灯前的1小时左右开始。每一晚都坚持这个放缓节奏的入睡常规，比如洗澡、玩安静的游戏，然后和孩子一起读书。避免任何会激活身体或思维的、需要到处跑动或刺激的活动，包括大部分形式的媒体（稍后本章会更深入地讲解）。在一天早些时候进行锻炼可以改善晚上睡眠的质量，但是如果在接近睡觉的时间锻炼就会让孩子太兴奋。

给孩子在读书和睡觉之间提供选择是一种养成终生习惯的好方法："上床

睡觉时间是 8：00，但是你可以读书读到 8：30。"这是孩子可以做的最健康的
夜间选择之一。

如果孩子醒了并跑下了床，你需要立刻让他回去，没有丝毫商量的余地。
不要让入睡变成寻求关注的活动。如果孩子需要什么东西，尽量用最少的对
话把东西提供给他。如果他"想要的"只是逃离睡眠，你还是需要保持坚定
和冷静，让他再次躺下。此外，如果睡眠问题是你行为待办列表中的第一项，
你可能需要把遵循入睡常规、躺在床上的行为和奖励系统联系起来以提高他
的动机。

鼓励使用睡眠联系物

在晚上，入睡和浅眠的阶段可能会反复好几次，在那个阶段你的孩子可
能会有意识或无意识地寻找一个安慰的物件（比如毛绒玩具），或者检查你是
否还在身边，这些都被称为"睡眠联系物"。睡眠常规的关键就是创造一个持
续的睡眠联系物让孩子可以稳定心神，自己进入深度睡眠。

尽量避免让自己变成睡眠联系物。在孩子进入入睡常规的时候你可以抚
慰他，也可以出现，但是之后就要离开，不要让他的入睡需要依赖你的存在，
也不要让你变成他入睡的干扰。而是应该让孩子的卧室和床变成他感觉舒适
和安全的地方，可以布置一些毛绒玩具或其他软一些的玩具、图片或任何其
他可以安慰他的物件。

如果你已经变成了孩子入睡必需的一部分，你就需要逐步减少自己的存
在感。为了让孩子从你的床上离开，或者让你在他入睡的时候可以离开房间，
首先需要选择开始的日期。可以考虑减弱身体联系，可能刚开始你坐在靠近
床的位置，几周之后你慢慢朝着门的方向移动。用同样的方法检查孩子的入
睡情况，刚开始每隔 5 分钟检查一次，一段时间后隔 10 分钟，以此类推。使
用其中任何一种方法时，你都要预见到在改变规则后，可能会经历好几周困
难的时间。

监控焦虑水平

如果恐惧或焦虑正在侵蚀孩子的睡眠，你可以和孩子的治疗师或儿科医生一起讨论这个问题。管理焦虑有很多种方法。正念练习就是其中一种，下一章你就会看到如何向你的孩子介绍正念。

如果在你尝试了前文所有的方法之后，睡眠问题仍旧没有解决，就需要咨询孩子的医生。如果孩子正在服用一种兴奋剂药物，改变药物的种类、调整剂量或换成非兴奋剂药物可能会有所帮助。因为 ADHD 孩子本身出现睡眠障碍的概率就很高，所以需要你随时和孩子的儿科医生讨论这个问题，你也可以询问医生是否可以尝试让孩子服用褪黑激素。

融入冥想或放松练习

很多孩子都需要学习如何将注意力从焦躁不安或繁杂的念头上移开足够长的时间，以保证定下心神进入睡眠状态。任何一种放松练习都有所帮助。其中一种可行的方法就是下面介绍的正念练习"身体扫描"。这个练习中包含了对身体每个部位的注意力集中。虽然正念通常提高的是个体的警觉性，但是运用在入睡上可能会起到改善睡眠的作用。

实践：身体扫描冥想

以下指导是为你自行使用准备的。（引导音频"身体扫描"可供下载。本书提供的引导音频的指导语与以下文本略有不同，仅供参考。儿童身体扫描指导语的文本也可供下载。）在做这个冥想的时候，记住，像我们一贯强调的那样，不需要强行要求任何事情发生。只是单纯地观察你发现的事情，然后练习在那一段时间里让一切顺其自然。当有不舒服的事物抓住了你的注意力时，比如疼痛或瘙痒，先观察看是否会有变化。如果你发现自己必须处理，也是可以的。注意到这一点，暂停一下，然后再做调整。通过这种方式，身体扫描这项练习就可以给个体提供练习回应的机会。

躺下或坐在舒适的椅子上。如果你躺着，让你的胳膊和腿放松，并自然放在身体两侧。如果你坐着，让自己找到一个平衡稳定的姿势。

花一些时间来注意自己呼吸的起伏。

将你的注意力带到你的脚上。注意自己脚和地板或床之间产生的压力、温度、舒适感／不适感、瘙痒或任何其他感觉。预见到你的思维可能会游离，并且在开始游离的时候将你的注意力重新集中到脚上，不带对自己的任何评价或指责。让你的注意力保持在脚上几分钟。

将你的注意力转移到小腿的部位。你可能会感觉到衣物或者毯子的触感，你也可能毫无感觉。不要对自己太严格，让自己精疲力竭，只是维持你的注意力。不管你体验到了什么，都是你当下应该感受到的。

几分钟之后，将你的注意力转移到你的大腿上，以同样的方式进行观察。

加快速度，将同样的注意力集中到你的腹部，然后到你的胸部。注意你的身体感觉，比如呼吸、内部的感受（比如饥饿感或饱腹感）以及任何情绪反应——幸福、悲伤、紧张、生气、开放或回避等感觉所带来的生理表现。

继续以同样的方式将你的注意力转移到身体的其他部位，分别在你的背部、手部、手臂等每个部位花几分钟时间。然后将你的注意力转移到你的脖子和肩膀，不要焦虑地想还剩下哪些部位，而是释放你的焦虑。

最后，将注意力转移到你的面部和头部，尤其注意出现在你嘴部和眼部的表情和情绪反应。

不管你感觉放松还是紧张，焦躁不安还是精力充沛，都需要在总结之前先暂停。享受一刻静止的时间，然后有意图地选择继续这一天的时机。

使用技术还是被其利用

屏幕设备——电视、电脑、智能手机、平板电脑以及所有其他设备——已经成为我们文化框架中的一部分。它们无处不在，并且非常容易吸引你的注意。它们是提高效率的有用工具，但是也存在潜在的副作用。对于现代的家长来说，引导孩子使用技术和教孩子合理进食和锻炼同等重要。

很多 ADHD 孩子对这些设备的自我管理存在困难，他们会失去时间观念、过度集中、无法排列事情的先后顺序、很难转移注意力。在独处的时候，他们在屏幕前花费的时间比同伴多 2 倍（Mazurek & Engelhardt，2013）。

从本质上看，电子游戏和网络实际上给 ADHD 制造了"完美的风暴"。因为孩子的大脑在不停地活动，所以才会很难保持集中力，并且很容易感觉到无聊。孩子渴望新奇的事物，他发现了能紧抓他眼球的媒体，就不愿放手了。这种屏幕设备和 ADHD 之间的独特互动在孩子没有受到限制时可能会造成麻烦。

过量接触媒体的时间被认为与注意力以及行为问题、肥胖、学业困扰、饮酒、抽烟以及其他不良后果之间存在联系。此外，电视可能会潜在地干扰语言发展（Chonchaiya & Pruksananonda，2008）以及亲子互动（Courage et al.，2010；Kirkorian et al.，2009）。仅仅因为让孩子看屏幕很轻松，孩子也很喜欢，并不意味着就可以让看屏幕占据孩子的童年。

实际上，研究显示，随着看屏幕时间的增加注意力会变得更不集中（Johnsonet al.，2007；Swing et al.，2010）。一般的电子游戏或节目并不能促进注意力的持续，反而强调在持续行动中快速的注意力转换。不管我们的意愿如何，这都影响着孩子的发展，并且通常都伴随着与 ADHD 相关的问题。思考下面与 ADHD 相关的潜在风险因素，并对比与过度媒体接触相关的风险因素：

与 ADHD 相关的风险因素	与媒体相关的风险因素
攻击性行为	攻击性行为
学业问题	学业问题
注意力问题	注意力问题
肥胖或不良的饮食习惯	肥胖或不良的饮食习惯
睡眠问题	睡眠问题

科技、生产力和教育

科技可以提高效率，但是为了达到这一点，组织和计划能力是必需的。对于任何一个存在执行功能问题的个体来说，科技经常会变成另一个干扰和分心的原因，会引发冲动的互动，导致时间和精力的消耗。

正如上文提到的，屏幕时间甚至可能对注意力以及执行功能造成损害。一项研究让幼龄孩子看 9 分钟流行动画或慢速公共电视节目后，对孩子的技能进行测量（Lillard & Peterson，2011）。结果显示，孩子只在观看了快节奏的动画之后表现出执行功能降低。而在现实生活中，谁又会在孩子只看了 9 分钟之后就让他停下来呢？其他研究也显示，屏幕时间的增加与集中能力的降低之间存在联系（Johnson et al., 2007；Swing et al., 2010）。

在教育界里，也出现了这种本末倒置的状况。学校在平板电脑和软件程序上的投资越来越高，而研究还未显示孩子从电脑中可以更好地学习。同时，电脑变得太过普遍，很多孩子对这种教学游戏感到厌倦。视频以及电子游戏可能会对家里和学校学习的某些方面有所帮助，但只在被仔细筛选过的情况下。

当然，电脑程序永远不可能替代从专业教师那儿得到的个性化关注以及反馈。对于 ADHD 孩子来说，坐在屏幕前而不是与人互动给了他们不受成人监督而分心和开小差的时间。现在已经有很多证据可以支持，通过视频或很多其他"教学性"产品与孩子一起阅读这种方法是无效的（Reach Out and Read，2014）。

要使得科技的力量得到彰显，避免其消极作用，孩子和青少年就需要成人的监督。否则在线主题信息查找很有可能会变成 2 小时看视频的时间，或者本来想要使用软件来帮助组织规划，却变成了发短信、玩游戏和一连串无关的活动。

为什么媒体管理很重要

媒体这个产品的目的就是要抓住我们的注意力。吸引人的电子游戏或节目被特别设计成没有明显的结尾点，也就是说，它们并不会暂停，提醒孩子需要做作业或外出玩耍一会儿。它们会给出大量的信息和刺激不断抓住孩子的注意力，让他们沉迷其中。

电子游戏和节目对于我们的心智来说是棉花糖，只吃少量可能没问题，但是频繁且大量地吃就不好了。然而，因为各种原因，它们会被用来摆脱棘手问题。屏幕设备可以给心智带来愉悦的感受，因此在家长还在做事时会用它们来让孩子消遣。但是这并不代表屏幕设备有益，对于大多数孩子来说，健康使用科技产品仍旧需要父母强有力的监督。

虽然一些孩子不管接触屏幕设备多久都表现良好，但是数以百计的研究还是证明了媒体暴露的负面影响（比如 Christakis et al., 2004；Nunez-Smith et al., 2010）。ADHD 孩子因为本身在自我调节上的问题而更容易受到这种负面影响。作为父母，你可以做的最重要的决定之一就是培养孩子屏幕设备使用的健康习惯。

管理媒体使用被证明有立竿见影的效果。有一项研究显示，给学前班孩子的父母观看了一个关于儿童媒体使用的简单教育节目之后，这些孩子的睡眠质量都得到了改善（Garrison & Christakis, 2012）。另外一项研究证明，在减少电视、视频和电子游戏的接触时间之后，孩子的攻击性行为减少（Robinson et al., 2001）。当然，屏幕时间也会占据参加其他健康活动的时间，因此，对媒体使用进行管理可以让孩子更加积极和多样地参与生活的其他部分。

培养健康的媒体使用习惯

不光对孩子，其实对家长也一样，视频和科技可以带来娱乐和教育，也可以让我们和所爱的人联系在一起。但是，我们如何使用这些设备很大程度上受到了产业本身的影响，比如市场推广把电视和电脑放在我们能看到的任何地方。与其无意识地追随商业推广的潮流，我们可以暂停一下，思考科技能如何服务我们。因此，除了考虑媒体使用对孩子直接的影响之外，你还可以观察自己以及孩子的媒体使用对家庭时间的影响。然后再决定你在家里想如何合理使用科技。

走出自动反应模式。在塑造孩子的媒体接触习惯时，坚定的家长参与被认为与孩子生理、学业、社交以及情绪改善有关（Gentile et al., 2014）。孩子不应该在没有引导的情况下长时间接触媒体，就像不可以经常吃快餐和糖果一样。与其过多纠结于过去你家庭对媒体的使用情况，倒不如从现在开始按照下面的常识性步骤来管理你自己和孩子的媒体接触：

- 设定每日限制。再一次回顾第三章中"整理你的生活"这项练习。针对每一件必需事项以及家庭中你珍视的每一件事做一个规划，然后再把屏幕时间限定在剩余的时间内，每天最多允许 1~2 小时。

- 监督内容。媒体产业本身就有针对不同年龄段的分级系统，因此它们缺乏内在价值。你可以找一些中性的信息来源，比如常识媒体（Common Sense Media）。为了避免争辩，告诉你的孩子独立的引导将决定他们能看的内容。

- 监督网络的使用。在可能的情况下把屏幕设备放在家里的公共区域，虽然现在的科技设备已经变得越来越小并且可移动，这导致这种做法变得越来越困难。但是，由于网络使用不设限制，幼龄孩子不能很好地监督自己。在他们证明自己已经准备好能够合理接触媒体之前，不要给他们独立的设备。并且，在他们接触网络的时候需要成人在一旁监督，或者使用内容过滤。

- **尽可能避免市场推广的影响。**避免包含广告的 DVD 以及其他形式的媒体。不幸的是，很多市场推广无法避免，你可以和孩子解释这些广告的意图以及运作方式。对于孩子以及成人来说，这种意识可以帮助消减市场推广的影响。

- **示范恰当的行为。**监督你在可以和家庭互动的情况下接触屏幕的时长。记录你因为查看手机而干扰到游戏或吃饭时间的频率。向孩子证明，他永远是排在第一位的。

- **为全家人设定媒体休眠时间。**在上床睡觉前一个小时停止接触屏幕可以促进健康的睡眠（Stony Brook University，2014）。设定一个必须关闭所有手机、电脑以及其他设备的时间点，并且全力坚持。为了帮助大家在夜间暂停接触科技产品，一个很简单的方法是：创建一个远离卧室的集中充电区域，每个人都可以使用。

- **教青少年避开干扰。**很多青少年会在电脑上写作业，用社交媒体和娱乐网站来完成任务。虽然这种途径不尽理想，但是大多数有良好执行功能的青少年能够很好地处理。而 ADHD 孩子会因干扰耽误更多的时间。在规定的时间内关掉邮箱和社交媒体来做家庭作业这种方法能提高效率，因此这种方法经常被商务管理人员用于工作中。你还可以安装一些程序或应用软件来提示用户在需要的时候关掉电脑上容易使你分心的内容。

- **教孩子成熟地使用科技。**引导你的孩子充分利用电子代办事项、日历、闹铃以及其他组织程序。讨论并且监督互联网搜索功能，可以考虑在显示器上贴上正在搜寻的主题作为提示。当你的孩子开始使用新的软件程序或应用程序的时候，你可以监督并对如何最大效度地使用提供引导。

- **在孩子的媒体使用计划中加入行为的成分。**把屏幕时间与恰当的行为或完成作业联系起来。一个尤其有效的媒体管理方法是把明天的时间和今天的行为联系起来："你最多可以每天玩 45 分钟，但是如果你今天能没有怨言地停下来，你明天就可以多玩 15 分钟。"

● **讨论网络和社交媒体的使用。** 在孩子很小的时候就让他们意识到，电子信息或帖子有被误解或被传达给很多人的可能性。孩子和青少年，尤其是 ADHD 孩子经常缺乏前瞻性，行动比较冲动。下面的 "WAIT" 方法对他们可能会有所帮助。

先暂停再发送

Tristan Gorrindo 是马萨诸塞州综合医院的儿童和青少年精神病医生，对如何使用社交媒体，他创造了一个非常有用的方法（Gorrindo，2010）。

W（Wide audience）= 广泛的观众群体：我会在学校集会上说这个吗？

A（Affect）= 感受或心境：我现在的心情状态好吗？

I（Intent）= 意图：我的意思是否会被误解？

T（Today）= 今天：是否现在就要发送？明天再公布是否会更好呢？

困境的释怀

建立更有效且持续的常规可以减少你和孩子陷入困境的频率，为计划的成功提供了平台。即便如此，你有时还是会遇到困难。即便尝试了所有方法，我们所有人都会时不时地陷入困境。你的孩子可能总体上可以遵守入睡常规，并且睡得很好，但是有时你还是会听到楼梯上半夜传来令人恐惧的脚步声，再一次本能地感到陷入困境。

困境很容易引发第七章中列出的精神习惯：执念、厌恶、烦躁不安、自我怀疑以及感觉难以承受。在行为层面上，你可能会通过各种方法来缓解，比如饮酒、喊叫、暴食、逃避等。然而，从长远角度上来看，这些习惯只会让局面变得更为艰难。

当然，一些寻求解脱的方法是有用的。如果做一些像长跑这样的事情可以让你感觉变好，你就去做。但是如果长跑变成了一种强迫行为，有可能它给你带来的不全是好处。或者，也许你选择对困境进行大脑风暴列举各种解决办法。如果在这个过程中，你有目的性和创造性，那非常棒。但是，在半夜花两三个小时翻来覆去地担心和纠结几个同样的可行性方案，那就毫无益处了。

对于我们的困境强制性地采取行动大多是基于一个设想，这可能是无意识的：只要我们感到不安，就立刻需要解决办法。因为某些事物，可能是酒，可能是巧克力棒，在某一刻能缓解我们的痛苦，我们就觉得它们每一次都可以产生相同的效果。这会造成一种恶性循环：我们寻求暂时的慰藉，但由于我们仍旧没有处理问题的源头，这种不安的状态不可避免地还会卷土重来，而我们一次又一次用着相同的办法。

虽然，对于每一个困难都有一种即刻的解决办法，这种观点可能会让你感到安慰，但是这实际上只会加深我们的悲痛，让生活变得一团糟。没错，有的时候一些问题确实存在非常清晰的解决方法：我渴了，所以我要喝一杯水。很多时候，在问题发生的当下我们说什么或做什么都没有用，但我们还是没有控制住自己。在很多情况下，只有当我们陷入了困境而且还做了自己不希望看到的事之后，我们才能意识到：我发誓下一次一定要走开稳定心绪的，但我还是没做到。

这种觉察很痛苦，也可能成为新的纠结点。提醒自己陷入困境是非常普遍的难题。当它出现的时候，不要和它抗争，这只会让自己越陷越深。

逃离泥沼

承认不安的存在，但不采取任何解决措施是非常困难的。不过，以这种方式克制自己可能会让你的感知不带任何附加情绪自行运转：我陷入了困境，现在最有效的方法就是认识到自己出现了痛苦情绪，然后继续我今天的生活。有时，我们确实没法做更有用的事。因此，每次当你意识到自己陷入困境后，练习暂停。与其与之抗争，不如尽你所能让自己放松。克制自己，哪怕只有非常短暂的时间，不要让自己回到之前的习惯性反应上去。

这种有意识的暂停并不意味着让你变得消极，实际上，注意到自己陷入了困境，并认识到是什么让你陷入困境的，可以帮助你变得更加果断。举个例子，你又一次陷入了和孩子争论入睡时间的局面，你精疲力竭，只想妥协。然后，当你暂停之后，你意识到尽管你无数次想要放弃，最终还是能坚持孩子新的常规以及当初的决心。

注意你是否急着想努力消除因为困境而产生的感觉。观察在你的身体和精神上发生了什么。记住《宁静祷文》，并寻求勇气改变你能改变的事情，接受自己无法改变的事情，寻找明辨是非的智慧。

当你把注意力转向自己陷入困境的局面时，这可能会引发另一个困境：我搞砸了！不敢相信，我居然又搞得一团糟！提醒自己，你跟其他人一样，已经努力做到最好了，并且记得给自己一些慈悲。同时，回到你的正念练习上。注意、暂停并根据你原本的意图重新调整可以给新的回应方式制造机会。

应对困境

在任何正念练习中，身体感觉都会有所显现，不管是膝盖的疼痛，瘙痒，还是坐立不安。精神感觉也会出现：要编辑代办事项，思考问题，或者重新组织对话。更多无形的精神和情绪状态也会涌现：不耐烦、无聊、焦躁不安……所有这些体验都让人不开心，而且大多数也没有有效的处理措施。这时，正念冥想就可以培养一种感受到不安而不即刻反应，避免搅乱局面的能力。

换个角度来思考，在你处于冥想状态时，你一定是安全的。如果你的头发着火了，那就把火扑灭；但是对于其他不那么严重的情况，总是有在行动之前先观察的空隙。当你注意到了不安和其他困境，以及你急于反应的情绪之后，你还是有机会练习放开这些情绪的。

即使你的理性告诉你并没有解决办法，但当你深陷困境时，这种态度还是很难维持。但是你可以至少在那一刻，练习注意自己在顺其自然时表现出的肌肉上的紧绷，涌上来的热度以及按捺不住的反应。当然，你仍然可以照顾好自己，有所行动，在可能的情况下弥补那些还可以挽救的。但是有时候，你可能从简单地观察正在发生的事情，而不给你的感受添加任何东西中就有所收获。

每当你注意到自己深陷困境时，暂停一下并努力让自己做出当下能做出的最成熟的回应。在我们放空情绪的时候，很多不安就随之消逝了，其中很多情绪并不完全受控于我们。如果你哪里痒了，挠一下是可行的。但是对于困境带来的其他"瘙痒"，最好的办法可能就是简单地抑制自己把事情进一步搞乱，就在那个当下，原封不动地接受你的不安。

实践：困境的释怀

根据尊敬的作者和正念老师 Pema Chödrön（2006）所述，下面的4R 可以让我们更加容易地应对困境。每次你注意到自己陷入了困境，就可以在那个当下进行这种非正式的正念练习：

- 识别（Recognize）自己陷入了困境。
- 克制（Refrain）自己凭感觉行事。
- 放松（Relax），当你意识到自己的紧张或不安时。
- 决定（Resolve）坚持打破循环——旧习惯很难改变。

行动计划：建立和维持每日常规

没有什么比养育更能带来不确定性，更能让人陷入困境了。我们最关心和最在乎的永远是孩子的幸福和健康，但是我们能做的毕竟有限。我们可以设置高效的常规，尝试预测每件事，但是孩子仍旧有自己的思想，会自己做选择，会体验很多随机的事件。当你注意到自己陷入困境后，可以暂停并从习惯性的反应中抽离开来，你就更容易坚守自己的初心，包括为你的孩子设置健康的生活常规。

☐ 在为你的孩子设定任何常规之前，一定要谨记他的执行功能水平。你制定的常规需要符合孩子的发展水平，而不是他的实际年龄。

☐ 使用分类的方法，选择一项日常生活中反复出现的活动，且该项活动能够在按照本章内容设定新常规之后得到改善。（见第八章中家庭作业的常规。）

☐ 对于任何常规，你都需要外化系统，使用文字或图片的列表、闹铃以及其他类型的提示。

☐ 把新常规和奖励系统结合起来鼓励成功。

☐ 如果建立重要的常规仍旧困难重重，你可以咨询专业人士。

☐ 注意自己因为陷入困境而使得常规变得更有压力或成功率下降的情况，考虑使用 Pema Chödrön 的 4R 练习。

☐ 练习正念，每次你错过每日练习时，可以做一些调整，然后重新步入正轨。把你的注意力放到你努力想要培养并且提供给孩子的特质上：智慧、冷静、力量、幽默以及任何其他你所看重的品质。把它们写在下面：

_____

_____

_____

第十一章

儿童正念

阅读本章你可以：

- 了解对练习正念的成人和孩子有哪些研究结果

- 和你的孩子一起做正念练习

- 让你和你的家庭都坚持正念练习

正如前文所述，研究结果表示每个人都可以通过练习正念改善注意力。不出所料，当人们听说可以通过这种方式训练注意力后，他们也会好奇是否可以使用冥想来治疗 ADHD。但是，现实生活中的状况并不会那么简单。ADHD 和正念给人们带来的影响远不止注意力一个方面。很有意思的是，ADHD 和正念涉及的过程是相互映射的。ADHD 的特征是在执行功能上有困难，而不仅仅是注意力的障碍。而正念是培养多种相互联系的认知技能的途径，不单单是对注意力的培养。

结果显示，正念训练不仅仅对孩子的 ADHD 存在深远的益处，还对他们总体的未来非常有帮助。和家长一样，孩子也经常会焦虑，觉得难以承受或崩溃，尤其当他们有 ADHD 时。这些都会影响他们生活的方式以及与世界的联系。正念可以帮助孩子缓解这些困难，就像对成人的作用一样。

对成人和儿童的正念研究

关于正念的研究论文在这几十年来呈现出了指数级的增长，而这些结果都不约而同地指向了同样的特殊事实：我们有能力发展可以促进生理和精神健康的认知特质。正念可以对多个方面进行改善，从压力、焦虑到抑郁，而这种效果有时只在一周的练习之后就可以显现。这可能是因为长期的压力会加重大多数医学障碍，而正念可以帮助缓解从大到小各类病症带来的痛苦，从牛皮癣和类风湿性关节炎，到慢性疼痛和癌症（Carlson，2012）。

正如前文所述，研究甚至还显示大脑对正念训练的反应还会显现在生理改变上。大脑皮质变薄被认为是一种伴随衰老无法避免的状况，然而，哈佛大学的一项研究发现长期坚持冥想的人的大脑没有出现这种损失（Lazar et al., 2005）。研究还显示，大脑的一些区域，包括与情绪调节相关的区域，在为期 8 周的正念练习项目中得到了成长（Singleton et al., 2014）。此外，包含大脑成像和大脑激活模式的研究也显示了与更好的情绪控制、幸福和快乐相关的改变（Davidson et al., 2003；Lazar et al., 2005）。

虽然涉及儿童的正念研究没有像对成人的数量那么多，但是总体来说还是显现出了相同的效果，除其他行为测量之外，练习正念的儿童在压力、注意力、执行功能等方面都有所改善。在美国加州大学洛杉矶分校的一项研究中发现，正念项目开始时在执行功能上落后于同伴的孩子，项目结束后比同伴获得了更大的成长（Flook et al., 2010）。

练习正念之后，孩子可能还会做出更多慈悲行为。一项研究（Flook et al., 2014）要求学前班孩子把贴纸分发给小组内的其他孩子，这个小组中有孩子喜欢的、不喜欢的或不认识的孩子。不出所料，一开始大部分贴纸都被分发给了孩子的朋友。参与了正念项目之后，同一个孩子把贴纸更公平地发给了其他孩子。

现在对正念以及 ADHD 的研究正变得更精准。在一项研究中，参与了正念项目的 ADHD 青少年及其父母都报告在焦虑水平上有下降，ADHD 的症状也有所缓解（Haydicky et al., 2013）。正念与冥想练习一样，对注意力以及认知等相关方面存在促进作用（Schoenberg et al., 2014）。ADHD 固有的特质，比如冲动以及情绪反应，都会受益于正念练习，执行功能的某些方面也是如此（Flook et al., 2010）。

对于 ADHD 孩子来说，正念带来的潜在好处范围很广，从注意力和执行功能的改善，到综合幸福感的提升。因此，未来的 ADHD 照料可能会不断吸收基于正念的方法。毕竟通过正念来训练注意力，注意力会得到改善。就这一点来说，任何人，不管有没有 ADHD，都可以通过这种很棒的方法得到提升。

当然，公平起见，还是需要强调一下到目前为止，并没有任何已发表的论文表明仅凭正念练习就可以克服 ADHD。正念针对的是很多种特质，包括回应性、灵活思考以及慈悲。对于 ADHD，正念能提高韧性，以及果敢应对生活中各种挑战的能力。出于所有这些原因，正念对于坚持一起练习的家庭有着极其深远的影响。

为孩子解释正念

随着你对本书的深入阅读，你现在可能意识到了正念可以如何支持你和你的家庭。你可能会想把正念介绍给你的孩子。放心，在你自身进行正念练习时，这个过程就已经开始了。孩子每时每刻都会从大人身上学习，因此，培养你自己的意识、回应性、灵活思考以及慈悲实际上就给孩子塑造了一个榜样。接下来，教孩子正念的唯一关键步骤就是带着正念去生活。

在刚开始和孩子讨论正念的时候，你并不需要是"完美"的，你只需要发自内心地对整个过程感兴趣，对你自己的感受诚实以对就可以了。当你感觉自己对正念的理念以及练习熟悉之后，你就可以向你的家庭介绍正念。反省并讨论你自己在维持注意力、抗拒回应以及其他方面遇到的困难。这可能是孩子能学到的非常重要的一课：你会犯错，但仍然保持开放的态度，愿意尝试新的东西。

作为家长，你的任务是让孩子为走上成长的道路做好准备，而不是不停地（也不可能）尝试修补那条路。你不可能预测到所有潜在的困难，保护你的孩子不经受任何挫折。但是，如果你能够培养孩子的正念，他就能发展韧性，提升执行功能，还能发展出让他遇到困境时掌控自己的社交和情绪技能。

教正念的基础其实与教其他技能是类似的，比如艺术和网球。根据你的练习经历，你已经收获的一些专业技巧可以用在孩子身上，然后根据孩子的发展水平调整你使用的语言以及练习方式。这会进一步使得正念越来越真实、有趣和富有吸引力，把术语翻译成孩子能够理解的语言。关于该主题有很多有用的书会对你有所帮助（"资料"部分可以找到）。

就如何以符合孩子年龄的方法分享正念，下面列出了一些指导说明。后文列出了具体的建议，但是相对于这种具体练习的清单，更重要的是理解正念真正的意义。

- 对于**学龄前孩子**，一般通过游戏来介绍正念。实际上，自由游戏本身就和执行功能的发展相关（Barnett et al., 2008）。一个叫作"思维工具"的项目强调游戏可以帮助孩子培养自我控制能力，不需要与孩子正式讨论正念。

- **对于小学低年级的孩子**，可以进行一些关于正念概念的讨论，但是重点仍旧在游戏和活动上。也可以通过游戏的方式介绍正式的练习，但是一些包含肢体练习的正念活动可能会比安静坐着更容易被孩子接受，比如瑜伽或武术。

- **对于青春期前的孩子和青少年**，成人练习正念的方式对他们同样有效。虽然练习时间应该缩短，语言也要调整为他们惯用的表达方式。

下面的部分为如何给孩子介绍正念的不同方面提供了指导，以 3 种方式分别对孩子进行强调：

- **展示正念。**以你展示自己的技能开始。在你这样做的时候，注意自己会不会因为没有坚持而生气。如果出现了这种状况，记得带上耐心和自我怜悯，重新开始。

- **把正念定为每天必做的练习。**向你的孩子介绍正念练习，并且在家庭生活复杂的事项中制定新的常规来支持每天的正念练习。

- **在日常生活中强调正念。**和孩子在一起活动、讨论和阅读的时候强调非正式的正念练习，集中培养你选择的特质。

集中注意

正念的起点就是注意当下的生活，而不是自动化地反应和行动。所有家长都希望孩子能更多地注意周围的事物。但是，只告诉孩子要注意不如直接向他们展示如何注意来得有效。培养注意力需要你日复一日、长期的坚持和努力。

展示正念

- 给孩子你全部的注意力。你和孩子在一起的时候，避开所有的干扰，只重视彼此的陪伴。在家庭一起吃饭和玩耍的时候全心投入，充分利用短暂的间隙时间，比如等校车或等医生问诊的时间。

- 鼓励孩子给任何规定的活动全部的注意力。当你们一起做事的时候，分别讨论五种感觉中的每一种。做饭和吃饭对于培养孩子的注意力来说是非常棒的途径，出去散步或远足也是很好的方法。清晰地表达你自己的体验，鼓励孩子和你做同样的事情。

把正念定为每天必做的练习

- 教孩子本书中改编过的正式正念练习。很多冥想只要简单地缩短时间就可以在孩子身上发挥很好的作用，比如花一两分钟时间注意自己的呼吸。

- 练习 15 次呼吸。鼓励孩子做 15 次缓慢呼吸，可能可以作为慌张时稳定心神的一种方式。该练习还可以让活动转换更容易，比如坐下来吃饭或准备上床睡觉。向孩子解释每个人都会分心，温柔地鼓励孩子只需要注意到自己分心了，然后重新回到练习上来，不要对自己做消极评价。

- 对更年幼的孩子使用基于游戏的指导。很多有趣的活动可以用来引导孩子的注意力，比如吹泡泡并观察泡泡直到泡泡破掉，或者集中注意力去听在播放的音乐，而不是其他声音。

- 当孩子看上去比较低落时，不要要求他冷静下来或集中注意力，而是使用注意力练习来引导他。不要指责（"你应该先深呼吸一下啊！"），而是给他不安的思绪之外的一个集中点，看孩子是否能够稳定下来。告诉孩子冷静下来和鼓励孩子把注意力转向其他地方这两者之间是存在细微差别的。

- 对于年幼孩子的注意力培养还有更多可能性：
  - 让孩子把毛绒玩具放在肚子上轻轻摇，随着呼吸的节奏慢慢入睡。大一些的孩子可能会更喜欢用卵石，或者把手放在肚子上。

- 如果是非常小的孩子，可以让他朝你的手吹气。5 次呼吸为一组，每呼吸一次就伸开一根手指。在第二组呼吸的时候，每呼吸一次就收起一根手指。

在日常生活中强调正念

- 比起当下，当你的孩子更集中于过去或未来时，你都需要指出来，但是不带任何评判。认同孩子的担忧，同时引导孩子回到当前能做的事情上："发生的事情听起来的确很痛苦。那我们现在可以做些什么呢？""听起来你真的很担心下周的比赛。那你现在想出去练习投篮吗？"
- 优先考虑可以建立注意力以及维持集中力的活动，比如想象游戏、武术、象棋或瑜伽。减少会影响注意力的活动，比如看电视或玩电子游戏。

回应性

随着孩子的成长，他们能慢慢获得在行动之前暂停并反省的技能，虽然有一些孩子直到青少年之后也没有完全养成这个能力。ADHD 也是这个过程的一大阻碍。减少孩子被动反应的方法是正念练习，因为正念练习能培养孩子的回应性。

展示正念

- 展示你自己的回应性。当你很明显地陷入某种情绪后，可以把这当作一次机会，展示给孩子看，注意到这种感受，然后让自己稳定下来，这是有可能做到的。你甚至可以在焦躁不安的同时进行描述："我现在觉得非常生气。我要去休息一下，然后我们再谈。"如果你觉得正念练习有效，你可以让孩子看到，你通过练习正念让自己平复心情。

把正念定为每天必做的练习

- 给孩子介绍合适的练习并和他一起练习。正念练习非常鼓励观察，暂停，然后根据时时发生的事情做出回应，让这些技能更容易在日常生活中被用到。"资料"部分列出了几本书，里面都包含了适合孩子的练习。

- 经常使用 STOP 练习并使之成为常规。鼓励这种习惯性暂停，注意不要加附任何评判："快点用 STOP 练习啊！怎么还不知道应该怎么做！"

在日常生活中强调正念

- 有耐心地引导孩子提高回应性。与其对孩子施加高压，不如回到我们在第五章中提到的沟通意图上。让自己多使用一些可以缓和当时情境的词汇和行动。

- 当孩子感到压力或快要崩溃的时候，引导他管理自己的感受。使用针对性的赞扬、奖励以及其他你在本书中学到的方法来协助孩子发展他的人生技能——回应性。在双方冷静的时候，讨论应对困难时刻的恰当方法。

- 对孩子的 ADHD 展示回应性。从现在开始，时刻提醒自己 ADHD 涉及的执行功能困难。把你和孩子的注意力集中到进展顺利的事物上，比如孩子在哪些方面有所进步，孩子有哪些优势等。

对身体的意识

对身体感觉以及周围声音的感觉经常会被忽略。其实，对情绪和压力的意识（以及更早地意识到这些）大部分都源于对生理体验的意识。此外，培养注意力时可以将身体感觉当作集中点。

展示正念

- 描述你自己的感受，注意到的光线、气味以及声音。

- 指出情绪在生理上的体现，以及情绪与身体之间的联系。

把正念定为每天必做的练习

- 教孩子第十章中的"身体扫描"练习来提高他对自己生理体验的意识。可以把这项练习当成入睡的常规之一，帮助孩子在稳定心神和放松身体的同时提供规划正念练习的方法。

在日常生活中强调正念

- 使用声音来集中注意力。一个非常简单的方法是敲击音叉或铃，让孩子在听不到声音的时候举起手示意。
- 使用手机应用程序在白天随机的时间响闹铃，提醒家庭成员在听到声音后暂停下来注意这个声音。

对思维的意识

想法当然有用，也需要行动，但是它们对于孩子来说也可能会过度真实，比如甚至会出现"我的床底有一个怪兽！"这样的想法。在认同焦虑想法的同时，发现并不是所有想法都有现实依据，这两者之间需要平衡。

展示正念

- 认识你自己的精神习惯。以一种不强迫、不评判的方式，讨论一个事实，即并不是每一个想法都值得被注意："我注意到有时候我会觉得自己并不擅长这个游戏，这种想法让我想放弃。"
- 注意你对问题行为使用的语言，努力使用可以传达你原本意图的沟通方式。一个常见的习惯是给人贴标签，而不是就事论事。"你很坏"与"你的行为很坏"这两种表达之间的意义大相径庭。第一种表达是说孩子从根本上就有缺陷，而第二种表达则是认识到需要去处理一种行为。

把正念定为每天必做的练习

- 使用第四章中"观察天气"练习来让孩子直接体验到很多想法都是来了又去："大脑每时每刻都在产生各种想法，但是我们并不一定要相信每一个念头。"

在日常生活中强调正念

- 向孩子解释我们每个人都存在内心批判——脑海里不停冷嘲热讽的声音——以及我们多么容易把这些批判当真。还需要指出人类都会在出问题时轻易地指责自己或他人。对于 ADHD 孩子来说，相信自我批判的声音简直太容易了，比如"我根本不适合上学"。帮助孩子意识到这类批判的发生，进行归类，然后把重点放在自己的优势上。
- 解释消极想法都很难根除，我们总是一次又一次地相信它们。对于年长一些的孩子来说，理解训练集中注意力以及引导自己走出负面想法这两者之间存在联系可能比较容易。压力出现的一部分原因实际上是有一些不安的东西抓住了我们的注意力，而我们却很难放开。

对情绪的意识

描述情绪这个行为对孩子来说有很重要的内在价值，这在一定程度上是由于情商的培养。当我们感到有危险的时候，情绪有所显现从而保证我们的安全，但是就像想法一样，它们也可能因为一些不重要的原因显现出来，比如睡得不好。引导孩子越来越多地意识到自己的情绪世界，能够描述情绪，在所有的情绪体验下都能感到自如。让孩子知道所有情绪的出现都很正常，他有什么感受都是可以的。并且，对情绪谈论得越多，它们对生活的控制就越低。

展示正念

- 描述你的情绪，让孩子参与分享你的情绪体验。如果你出现了非常强烈的情绪，你可能需要保护孩子不受这些强烈情绪的伤害，至少在你冷静下来之前。但是总的来说，孩子总是能从你对自己情绪的理解中学习："我看到你上台真的太兴奋了，我很开心。""那个男人在店里说的话让我真的特别生气。"

把正念定为每天必做的练习

- 鼓励孩子在正念练习的中间或之后用言语描述自己的感受。
- 为描述日常生活中的情绪以及探索孩子对自己身体中情绪的感受设计一个练习。在设计练习的时候加入创造力，用颜色或其他特质（重量、光线、痛感等）来描述情绪，使之具象化。

在日常生活中强调正念

- 帮助孩子描述他的情绪。认同他的情绪体验，同时解释他感受到任何情绪都是可以的，但也仍然可以选择如何行动："我知道你很生气，但是你不可以扔玩具。"
- 使用书本来帮助描述情绪。很多绘本都为孩子描述和说明了各种情绪（有一些列在了"资料"部分）。

培养慈悲和感恩

正念会对我们与整个世界的联系产生影响。你可以用正念来引导孩子变得更富有同理心、慈悲和感恩。同时，还可以让孩子认识到，即使是我们最无法认同的人，他们的行为也受苦难所驱使。

展示正念

- 向孩子展示你对他人的慈悲。你希望孩子如何与世界互动，你自己就需要以这种方式和世界互动。不要让自己被责任压垮，意识到孩子实际上就是从你与收银员、教练、老师或其他任何人的言谈交流中学习的。

- 对你所拥有的一切表示感恩，不管那些东西看起来是微不足道的，还是有分量的。

把正念定为每天必做的练习

- 设定每日的感恩练习。在临近晚餐或睡觉的时候，花几分钟时间和家人一起反思一下这一天的生活。让每个人都列出几件发生的值得感激的事情。

- 强化希望自己以及他人一切安好的念头。随着孩子越来越熟悉正念，可以考虑再加入"慈爱练习"。不过，你可以只用"希望我幸福"或者一张爷爷奶奶的拥抱图片来替代练习中惯常使用的句子。

- 设计一个游戏，让孩子了解得到一样食物或玩具需要经过什么样的过程，并且表示感恩。"你觉得把这个玩具制造出来，然后带到你的房间里这个过程中会涉及多少人呢？"引导孩子探索整个过程：有人收集材料，有人把材料带到工厂，有人设计玩具，有人制造玩具，有人打包，有人运输，最后有人把玩具带给孩子。

在日常生活中强调正念

- 向孩子解释，即使错误的行为也大多数是由恐惧、受伤、误解或其他类型的痛苦所驱使的。当然，确保你的孩子理解这并不意味着他必须忍受欺凌或其他不友善的行为，如果出现了这种情况，最好离开当前的情境去寻求大人的帮助。之后，可能可以留一些余地去讨论，其实欺凌行为可能也源自痛苦。

- 给孩子简单地读一些小说可能也有帮助，因为研究显示通过阅读可以培养慈悲，提高站在他人的立场上思考问题的能力（Mar，Oatley，& Peterson，2009）。

 练习：慈悲呼吸

随着本书接近尾声，让我们来集中探讨一下之前概述的正念最后一部分——慈悲。有时，我们会觉得自己完全体会到了对自己或他人的慈悲：我们爱的人、朋友、在危机中的某人，甚至我们几乎完全不认识的某个人。通过第九章中的"慈爱冥想"，我们甚至可以培养自己对不喜欢的人的慈悲。但现实的情况是，大多时候我们都疲于应对生活的压力，而忽略了我们的慈悲感，甚至忽略了对孩子的慈悲。其中一种把自己拉回到富有慈悲的生活轨道上的方法就是使用即时的正念练习。

在日常生活中的任何时候，你都可以把对他人幸福的希冀上升到意识层面，就像你在正式的"慈爱冥想"里做的那样。在他人遭受痛苦的时候你可以承认，希望他们可以解脱。回到你的初心有时只需要一次呼吸的时间。

每当你发现自己在互动中遇到了一些困难时，你可以花一点时间提醒自己：冲突或挣扎只是表面，实际上每个人的内心都想要挣脱痛苦，寻找到内心的平和。然后，在这个困难的时刻中，把你的注意力转移到你的呼吸上。随着你的吸气，认识你自己、孩子或任何你正在接触的人的悲痛。随着你的呼气，释放你最好的意图：善良、耐心、充满力量、优雅……这就足够了。

对于在现实生活中的应用，想象一下：你和孩子开始因为家庭作业、睡觉或宵禁等问题起冲突。就在那个当下，深吸一口气，认识到孩子的痛苦之处。然后呼气，集中精力把你的智慧、冷静或任何你当下需要的品质收回来：我理解你很生气，我也真心希望你能够开心。当孩子让你变得焦躁不安时，这个练习可以提醒你如何从困难的境地中走出来：**我真的希望你可以快乐……即使你现在在地板上滚来滚去大吵大闹。**

与此同时，你需要照顾自己。注意到自己的痛苦，比如感觉难以承受或非常沮丧。这些痛苦都是真实存在的。然后，吸气，注意到你纠结的想法和情绪。呼气，表达对自己的希冀：平衡、充满力量、耐心……任何符合当时情境的希冀。如果你愿意，也可以用具体的句子来维持注意力：**希望我幸福，生活轻松自在。**或者，你可以强调使用那些描述你更广意图的概念。呼气，我给自己智慧和愉悦。你也可以给自己一些更具体、特定的提示：当你吸气的时候，注意你的状态：**我感觉很生气。**当你呼气的时候，回忆你的意图：**我要提醒自己微笑。**

你可以把这种认同和慈悲延伸到每一个人身上，即使是那些你不知道的人，或者你不认同的人。你可以在任何时间和地点做这个练习：在家庭聚会的时候，学校会议的时候，或在超市排队的时候。吸气，承认你遭受的所有痛苦；呼气，以慈悲回馈。

正念、大脑和家庭幸福

正如我们所讨论的，最近在神经科学上的研究发现，影响大脑联结方式的神经可塑性在整个人生发展阶段都有可能出现。也就是说，改变一直都是可能的。注意自己、孩子或家人习惯性以偏概全的思维，这些会对你的生活造成很大的影响：我总是乱发脾气。我的孩子一直都是注意力涣散的样子。我们绝对没办法坚持那个新常规。

不要设想自己现在应该能够应对 ADHD 或能应用正念，而是集中于你的初心。全心全力去培养想拥有的特质，不管是作为家长的你自己想要的，还是你希望孩子能够拥有的。有了毅力和奉献，成长是早晚的事情。

你毫无疑问会发现，在自己开始注意周围的事物后，所有事情都发生了改变。你可以暂停下来看见自己的精神和情绪习惯，以及反应的一般模式。

你可以注意到自己迷失于未来或过去，然后重新把自己拉回当下。你可以更清晰地看到整个生活，看到生活原本的模样，然后按照自己的本意面对正在发生的一切。你可以选择性地对自己的体验做出回应，而不是被动反应，并且在那些无法避免失败的时刻，你可以给自己一个休息的机会。

在所有的这些过程中，你都在重新联结你的大脑：*我又在避免冲突。我需要暂停、反思，然后重新回到我原本的意图上……好的，现在我可以尝试一些不一样的方法。*

现实是你的孩子有 ADHD，你和家人都在与 ADHD 相处。它会影响孩子和你的感受，它会通过各种方式打乱每天的活动、关系的建立以及孩子的教育过程。但是，通过实际以及慈悲的决策，你可以逐渐克服这些困难，为自己和孩子铺设一条新的道路。

正念给你带来的并不仅仅是应对 ADHD 的工具，而是过幸福和快乐人生的方法。你仍然会有高兴或伤心的时刻，也仍然会有积极和消极的感受。但是，随着你能够越来越容易地让自己稳定下来、管理压力并更加充实地生活，你、你的孩子以及你的家庭都会体会到快乐、自如和幸福。

行动计划：建立和维持正念练习

当你坚持练习正念，你所培养的特质就会在接下来的人生中成为你的得力助手。在这个过程中遇到一些障碍是很正常的。每次在你意识到这种情况时，都可以重新进行调整和规划，然后再重新开始。

可以在下面的空白处写下你想要培养的技能和特质，用以提示你练习正念的目的：

_____

_____

_____

_____

_____

☐ 保证每天都和孩子进行一次正式的正念练习。对此进行规划并设定提示：

　☐ 给自己的计划：

　_____

　_____

　_____

　☐ 给孩子的计划：

　_____

　_____

　_____

☐ 通过每天的非正式练习来强化正念，并制作提示来帮助你高质量地进行整个过程：

　☐ 为 STOP 练习和 15 次呼吸练习制作提示。

　☐ 选择几个非正式的练习，比如吃饭、散步或与孩子一起全心投入某个活动，并且保证每天练习至少一次。把活动写在下面：

_____

_____

_____

☐ 参加当地的正念课程或加入正念团体。

☐ 阅读其他关于正念的书籍。可以看"资料"部分给出的一些推荐书目。

资料

评定量表

成人 ADHD 自陈量表（可供下载）

儿童期 ADHD 评定量表（可从学校、儿科医生或心理学专家那儿获得）：Vanderbilt，Conners，Brown，SNAP，Behavioral Rating Inventory of Executive Functioning（BRIEF），Barkley Executive Function Scales

书籍

正念

Happiness Is an Inside Job, by Sylvia Boorstein

A Mindfulness-Based Stress Reduction Workbook, by Bob Stahl and Elisha Goldstein

Mindful Eating, by Jan Chozen Bays

The Mindful Way Through Depression, by Mark Williams, John Teasdale, Zindel Segal, and Jon Kabat-Zinn

Practicing Peace in Times of War, by Pema Chödrön

Real Happiness: The Power of Meditation, by Sharon Salzberg

Wherever You Go, There You Are, by Jon Kabat-Zinn

引导孩子练习正念

Child's Mind: Mindfulness Practices to Help Our Children Be More Focused, Calm, and Relaxed, by Christopher Willard

The Mindful Child: How to Help Your Kid Manage Stress and Become Happier, Kinder, and More Compassionate, by Susan Kaiser Greenland

Planting Seeds: Practicing Mindfulness with Children, by Thich Naht Hahn

Sitting Still Like a Frog, by Eline Snel

A Still Quiet Place: A Mindfulness Program for Teaching Children and Adolescents to Ease Stress and Difficult Emotions, by Amy Saltzman

与正念相关的童书

Alexander and the Terrible, Horrible, No Good, Very Bad Day, by Judith Viorst

The Mindful Teen, by Dzung Vo

No Ordinary Apple: A Story About Eating Mindfully, by Sara Marlowe

Peaceful Piggy Meditation, by Kerry Lee MacLean

Smile a Lot!, by Nancy Carlson

When Sophie Gets Angry—Really, Really Angry, by Molly Bang

Zen Shorts, by Jon J. Muth

培养良好睡眠习惯

Healthy Sleep Habits, Happy Child, by Marc Weissbluth

What to Do When You Dread Your Bed: A Kid's Guide to Overcoming Problems with Sleep, by Dawn Huebner

一般 ADHD 和养育书籍

The ADHD Explosion: Myths, Medication, Money, and Today's Push for Performance, by Stephen Hinshaw

Basic Facts About Dyslexia and Other Reading Problems, Louisa Moats

The Blessing of a Skinned Knee: Using Jewish Teachings to Raise Self-Reliant Children, by Wendy Mogel

The CHADD Educator's Manual on Attention-Deficit/Hyperactivity Disorder, edited by Chris Dendy

Making the Grade with ADD: A Student's Guide to Succeeding in College with Attention Deficit Disorder, by Stephanie Sarkis

成人 ADHD

The ADHD Marriage Effect, by Melissa Orlov

Is It You, Me, or Adult ADD?, by Gina Pera

The Mindfulness Prescription for Adult ADHD, by Lidia Zylowska

More Attention, Less Deficit, by Ari Tuckman

Taking Charge of Adult ADHD, by Russell Barkley

正念应用程序

Get Some Headspace

Insight Timer

Mindfulness Bell

Stop, Breathe & Think

Calm (and calm.com)

Smiling Mind

参考文献

Alizadeh, H., and C. Andries. 2002. Interaction of parenting styles and attention deficit hyperactivity disorder in Iranian parents. *Child and Family Behavior Therapy* 24: 37–52.

American Psychiatric Association. 2013. *Diagnostic and Statistical Manual of Mental Disorders*, 5th edition. Washington, DC: American Psychiatric Association.

Arnold, L., J. Swanson, L. Hechtman, B. Vitiello, B. Molina, P. Jensen, S. Hinshaw, and T. Wigal. 2008. The MTA: Understanding the 36-month follow-up findings in context. *Attention*, April: 20–25.

Atkins, M. S., W. E. Pelham, and M. H. Licht. 1985. A comparison of objective classroom measures and teacher ratings of attention deficit disorder. *Journal of Abnormal Child Psychology* 13(1): 155–167.

Barkley, R. 2006. *Attention-Deficit/Hyperactivity Disorder*: *A Handbook for Diagnosis and Treatment*. New York: Guilford.

Barkely, R. 2010. *Taking Charge of Adult ADHD*. New York: Guilford.

Barkley, R. A. 2014. Sleep problems and ADHD—-An overview. *ADHD Report* 22: 6–11.

Barnett, W. S., K. Jung, D. J. Yarosz, J. Thomas, A. Hornbeck, R. Stechuk, and S. Burns. 2008. Educational effects of the Tools of the Mind Curriculum: A randomized trial. *Early Childhood Research Quarterly* 23: 299–313.

Beck, J., M. Gerber, S. Brand, U. Puhse, and E. Holsboer-Trachsler. 2013.

Executive function performance is reduced during occupational burnout but can recover to the level of healthy controls. *Journal of Psychiatric Research* 47: 1824–1830.

Biederman, J., S. V. Faraone, E. Mick, T. Spencer, T. Wilens, K. Kiely, J. Guite, J. S. Ablon, E. Reed, and R. Warburton. 1995. High risk for attention deficit hyperactivity disorder among children of parents with childhood onset of the disorder: A pilot study. *American Journal of Psychiatry* 152: 431–435.

Bloch, M. H., and A. Qawasmi. 2011. Omega-3 fatty acid supplementation for the treatment of children with attention-deficit/hyperactivity disorder symptomatology: Systematic review and meta-analysis. *Journal of the American Academy of Child and Adolescent Psychiatry* 50: 991–1000.

Breznitz, Z. 2003. The speech and vocalization patterns of boys with ADHD compared with boys with dyslexia and boys without learning disabilities. *Journal of Genetic Psychology* 164: 425–452.

Brinkman, W. B., S. N. Sherman, A. R. Zmitrovich, M. O. Visscher, L. E. Crosby, K. J. Phelan, and E. F. Donovan. 2009. Parental angst making and revisiting decisions about treatment of attention-deficit/hyperactivity disorder. *Pediatrics* 124: 580–589.

Brown, P. L. 2007. In the classroom, a new focus on quieting the mind. *New York Times*, June 16.

Brown, T. E. 1996. *Brown Attention-Deficit Disorder (ADD) Scales*. San Antonio, TX: Psychological Corporation.

Brown, T. E. 2006. Inside the ADD mind. *ADDitude Magazine*, April/May.

Carlson, L. E. 2012. Mindfulness-based interventions for physical conditions: A narrative review evaluating levels of evidence. *ISRN Psychiatry* 2012: 651583.

Chödrön, P. 2006. *Practicing Peace in Times of War: A Buddhist Perspective.*

Boston: Shambhala Publications.

Chonchaiya, W., and C. Pruksananonda. 2008. Television viewing associates with delayed language development. *Acta Paediatrica* 97: 977–982.

Christakis, D. A., J. Gilkerson, J. A. Richards, F. J. Zimmerman, M. M. Garrison, D. Xu, S. Gray, and U. Yapanel. 2009. Audible television and decreased adult words, infant vocalizations, and conversational turns: A population-based study. *Archives of Pediatrics and Adolescent Medicine* 163: 554–558.

Christakis, D. A., F. J. Zimmerman, D. L. DiGiuseppe, and C. A. McCarty. 2004. Early television exposure and subsequent attentional problems in children. *Pediatrics* 113: 708–713.

Clark, R., P. Kirschner, and J. Sweller. 2012. Putting students on the path to learning: The case for fully guided instruction. *American Educator*, Spring: 6–11.

Cohen, N. J., R. Menna, D. D. Vallance, M. A. Barwick, N. Im, and N. B. Horodezky. 1998. Language, social cognitive processing, and behavioral characteristics of psychiatrically disturbed children with previously identified and unsuspected language impairments. *Journal of Child Psychology and Psychiatry* 39: 853–864.

Conners, C. K. 1998. *The Conners ADHD Rating Scales*. North Tonawanda, NY: Multi-Health Systems.

Courage, M. L., A. N. Murphy, S. Goulding, and A. E. Setliff. 2010. When the television is on: The impact of infant-directed video on 6- and 18-month-olds' attention during toy play and on parent-infant interaction. *Infant Behavior and Development* 33: 176–188.

Czerniak, S. M., E. M. Sikoglu, J. A. King, D. N. Kennedy, E. Mick, J. Frazier, and C. M. Moore. 2013. Areas of the brain modulated by single-dose methylphenidate treatment in youth with ADHD during task-based fMRI: A systematic review. *Harvard Review of Psychiatry* 21: 151–162.

Davidson, R. J., J. Kabat-Zinn, J. Schumacher, M. Rosenkranz, D. Muller, S. F. Santorelli, F. Urbanowski, A. Harrington, K. Bonus, and J. F. Sheridan. 2003. Alterations in brain and immune function produced by mindfulness meditation. *Psychosomatic Medicine* 65: 564–570.

DeLoache, J. S., C. Chiong, K. Sherman, N. Islam, M. Vanderborght, G. L. Troseth, G. A. Strouse, and K. O' Doherty. 2010. Do babies learn from baby media? *Psychological Science* 21: 1570–1574.

Dempsey, A., J. Dyehouse, and J. Schafer. 2011. The relationship between executive function, AD/HD, overeating, and obesity. *Western Journal of Nursing Research* 33: 609–629.

Dendy, C. A. Z., and A. Zeigler. 2003. *A Bird's-Eye View of Life with ADHD: Advice from Young Survivors*. Cedar Bluff, AL: Cherish the Children.

Desbordes, G., L. T. Negi, T. W. Pace, B. A. Wallace, C. L. Raison, and E. L. Schwartz. 2012. Effects of mindful-attention and compassion meditation training on amygdala response to emotional stimuli in an ordinary, non-meditative state. *Frontiers in Human Neuroscience* 6: 292.

Dickstein, S. G., K. Bannon, F. X. Castellanos, and M. P. Milham. 2006. The neural correlates of attention deficit hyperactivity disorder: An ALE meta-analysis. *Journal of Child Psychology and Psychiatry* 47: 1051–1062.

Drayton, A. K., M. N. Andersen, R. M. Knight, B. T. Felt, E. M. Fredericks, and D. J. Dore-Stites. 2014. Internet guidance on time out: Inaccuracies, omissions, and what to tell parents instead. *Journal of Developmental and Behavioral Pediatrics* 35: 239–246.

Eyberg, S., and B. Funderburk. 2011. *Parent-Child Interaction Therapy Protocol*.

Gainesville, FL: PCIT International.

Fiese, B., and M. Schwartz. 2008. Reclaiming the family table: Mealtimes and child health and wellbeing. 2014. Accessed November 2, 2014.

Flook, L., S. B. Goldberg, L. J. Pinger, and R. J. Davidson. 2014. Promoting prosocial behavior and self-regulatory skills in preschool children through a mindfulness-based kindness curriculum. *Developmental Psychology*, epub ahead of print.

Flook, L., S. L. Smalley, M. J. Kitil, B. M. Galla, S. Kaiser-Greenland, J. Locke, E. Ishijima, and C. Kasari. 2010. Effects of mindful awareness practices on executive functions in elementary school children. *Journal of Applied School Psychology* 26: 70–95.

Garrison, M. M., and D. A. Christakis. 2012. The impact of a healthy media use intervention on sleep in preschool children. *Pediatrics* 130: 492–499.

Gentile, D. A., R. A. Reimer, A. I. Nathanson, D. A. Walsh, and J. C. Eisenmann. 2014. Protective effects of parental monitoring of children's media use: A prospective study. *JAMA Pediatrics* 168: 479–484.

Gilger, J. W., B. F. Pennington, and J. C. DeFries. 1992. A twin study of the etiology of comorbidity: Attention-deficit hyperactivity disorder and dyslexia. *Journal of the American Academy of Child and Adolescent Psychiatry* 31: 343–348.

Gorrindo, T. 2010. Teach teens (and yourself!) how to W.A.I.T. Accessed November. 2, 2014.

Gottman, J. 2012. The positive perspective: Dr. Gottman's magic ratio! Accessed November 2, 2014.

Goyal, M., S. Singh, E. M. Sibinga, N. F. Gould, A. Rowland-Seymour, R. Sharma, et al. 2014. Meditation programs for psychological stress and well-being: A systematic review and meta-analysis. *JAMA Internal Medicine* 174: 357–368.

Gunaratana, B. 2014. Bringing the benefits of meditation in daily life. Accessed November. 2, 2014.

Hakanen, J. J., and W. B. Schaufeli. 2012. Do burnout and work engagement predict depressive symptoms and life satisfaction? A three-wave seven-year prospective study. *Journal of Affective Disorders* 141: 415–424.

Halperin, J. M., O. G. Berwid, and S. O'Neill. 2014. Healthy body, healthy mind? The effectiveness of physical activity to treat ADHD in children. *Child and Adolescent Psychiatric Clinics of North America* 23: 899–936.

Harstad, E., and S. Levy. 2014. Attention-deficit/hyperactivity disorder and substance abuse. *Pediatrics* 134: e293–e301.

Harstad, E. B., A. L. Weaver, S. K. Katusic, R. C. Colligan, S. Kumar, E. Chan, R. G. Voigt, and W. J. Barbaresi. 2014. ADHD, stimulant treatment, and growth: A longitudinal study. *Pediatrics* 134: e935–e944.

Hastings, N., and J. Schwieso. 1995. Tasks and tables: The effects of seating arrangements on task engagement in primary classrooms. *Educational Research* 37: 279–291.

Haydicky, J., C. Shecter, J. Wiener, and J. Ducharme. 2013. Evaluation of MBCT for adolescents with ADHD and their parents: Impact on individual and family functioning. *Journal of Child and Family Studies,* August: 1–19.

Hinshaw, S. P., and R. M. Scheffler. 2014. *The ADHD Explosion: Myths, Medication, Money, and Today's Push for Performance.* New York: Oxford University Press.

Hoffman, H. 2004. *Struwwelpeter: Merry Tales and Funny Pictures.* Salt Lake City: Project Gutenberg.

Johnson, J. G., P. Cohen, S. Kasen, and J. S. Brook. 2007. Extensive television viewing and the development of attention and learning difficulties during adolescence. *Archives of Pediatrics and Adolescent Medicine* 161: 480–486.

Kabat-Zinn, J. 1991. *Full Catastrophe Living: Using the Wisdom of Your Body and Mind to Face Stress, Pain, and Illness*. New York: Delta.

Kaplan, B. J., S. G. Crawford, G. C. Fisher, and D. M. Dewey. 1998. Family dysfunction is more strongly associated with ADHD than with general school problems. *Journal of Attention Disorders* 2: 209–216.

Kessler, R. C., L. Adler, R. Barkley, J. Biederman, C. K. Conners, O. Demler, et al. 2006. The prevalence and correlates of adult ADHD in the United States: Results from the National Comorbidity Survey Replication. *American Journal of Psychiatry* 163: 716–723.

Kim, O. H., and K. P. Kaiser. 2000. Language characteristics of children with ADHD. *Communication Disorders Quarterly* 21: 154–165.

Kirkorian, H. L., T. A. Pempek, L. A. Murphy, M. E. Schmidt, and D. R. Anderson. 2009. The impact of background television on parent-child interaction. *Child Development* 80: 1350–1359.

Lazar, S. W., C. E. Kerr, R. H. Wasserman, J. R. Gray, D. N. Greve, M. T. Treadway, et al. 2005. Meditation experience is associated with increased cortical thickness. *Neuroreport* 16: 1893–1897.

Leung, M. K., C. C. Chan, J. Yin, C. F. Lee, K. F. So, and T. M. Lee. 2013. Increased gray matter volume in the right angular and posterior parahippocampal gyri in loving-kindness meditators. *Social Cognitive and Affective Neuroscience* 8: 34–39.

Lewis, B. A., E. J. Short, S. K. Iyengar, H. G. Taylor, L. Freebairn, J. Tag, A. A. Avrich, and C. M. Stein. 2012. Speech-sound disorders and attention-deficit/ hyperactivity disorder symptoms. *Topics in Language Disorders* 32: 247–263.

Lieberman, M. D., N. I. Eisenberger, M. J. Crockett, S. M. Tom, J. H. Pfeifer, and B.

M. Way. 2007. Putting feelings into words: Affect labeling disrupts amygdala activity in response to affective stimuli. *Psychological Science* 18: 421–428.

Lillard, A. S., and J. Peterson. 2011. The immediate impact of different types of television on young children's executive function. *Pediatrics* 128: 644–649.

Mar, R., K. Oatley, and J. Peterson. 2009. Exploring the link between reading fiction and empathy: Ruling out individual differences and examining outcomes. *Communications* 34: 407–428.

Marlowe, S. 2013. *No Ordinary Apple*: *A Story About Eating Mindfully.* Somerville, MA: Wisdom Publications.

Mazurek, M. O., and C. R. Engelhardt. 2013. Video game use in boys with autism spectrum disorder, ADHD, or typical development. *Pediatrics* 132: 260–266.

McCarthy, S., N. Cranswick, L. Potts, E. Taylor, and I. C. Wong. 2009. Mortality associated with attention-deficit hyperactivity disorder (ADHD) drug treatment: A retrospective cohort study of children, adolescents, and young adults using the general practice research database. *Drug Safety* 32: 1089–1096.

McInnes, A., T. Humphries, S. Hogg-Johnson, and R. Tannock. 2003. Listening comprehension and working memory are impaired in attention-deficit hyperactivity disorder irrespective of language impairment. *Journal of Abnormal Child Psychology* 31: 427–443.

Millichap, J. G., and M. M. Yee. 2012. The diet factor in attention-deficit/ hyperactivity disorder. *Pediatrics* 129: 330–337.

Mindell, J. A., B. Kuhn, D. Lewin, L. Meltzer, and A. Sadeh. 2006. Behavioral treatment of bedtime problems and night wakings in infants and young children. *Sleep* 29: 1263–1276.

Moffitt, T. E., L. Arseneault, D. Belsky, N. Dickson, R. J. Hancox, H. Harrington, et al. 2011. A gradient of childhood self-control predicts health, wealth, and public safety. *Proceedings of the National Academy of Sciences of the USA* 108: 2693–2698.

Morrow, R. L., E. J. Garland , J. M. Wright, M. Maclure, S. Taylor, and C. R. Dormuth. 2012. Influence of relative age on diagnosis and treatment of attention-deficit/hyperactivity disorder in children. *Canadian Medical Association Journal* 184: 755–762.

MTA Cooperative Group. 1999. A 14–month randomized clinical trial of treatment strategies for attention-deficit/hyperactivity disorder. The MTA Cooperative Group. Multimodal Treatment Study of Children with ADHD. *Archives of General Psychiatry* 56: 1073–1086.

Mueller, C. M., and C. S. Dweck. 1998. Praise for intelligence can undermine children's motivation and performance. *Journal of Personal and Social Psychology* 75: 33–52.

Muniz, E. I., E. J. Silver, and R. E. Stein. 2014. Family routines and social-emotional school readiness among preschool-age children. *Journal of Developmental and Behavioral Pediatrics* 35: 93–99.

Neff, K. D. 2003. The development and validation of a scale to measure self-compassion. *Self and Identity* 2: 223–250.

Neff, K. D. 2009. Self-compassion. In *Handbook of Individual Differences in Social Behavior*, edited by M. R. Leary and R. H. Hoyle, 561–573. New York: Guilford.

Neff, K. D., and S. N. Beretvas. 2012. The role of self-compassion in romantic relationships. *Self and Identity* 12: 78–98.

Nhat Hanh, T. 2011. *Planting Seeds: Practicing Mindfulness with Children*. Berkeley, CA: Parallax Press.

Nunez-Smith, M., E. Wolf, H. M. Huang, P. G. Chen, L. Lee, E. J. Emanuel, and C. P. Gross. 2010. Media exposure and tobacco, illicit drugs, and alcohol use among children and adolescents: A systematic review. *Substance Abuse* 31: 174–192.

Polanczyk, G., M. S. de Lima, B. L. Horta, J. Biederman, and L. A. Rohde. 2007. The worldwide prevalence of ADHD: A systematic review and metaregression analysis. *American Journal of Psychiatry* 164: 942–948.

Powers, R. L., D. J. Marks, C. J. Miller, J. H. Newcorn, and J. M. Halperin. 2008. Stimulant treatment in children with attention-deficit/hyperactivity disorder moderates adolescent academic outcome. *Journal of Child and Adolescent Psychopharmacology* 18: 449–459.

Reach Out and Read. 2014. Research findings: A proven early literacy intervention. Accessed November 2, 2014.

Robinson, T. N., M. L. Wilde, L. C. Navracruz, K. F. Haydel, and A. Varady. 2001. Effects of reducing children's television and video game use on aggressive behavior: A randomized controlled trial. *Archives of Pediatrics and Adolescent Medicine* 155: 17–23.

Saltzman, A. 2014. A *Still Quiet Place: A Mindfulness Program for Teaching Children and Adolescents to Ease Stress and Difficult Emotions*. Oakland, CA: New Harbinger.

Scheffler, R. M., T. T. Brown, B. D. Fulton, S. P. Hinshaw, P. Levine, and S. Stone. 2009. Positive association between attention-deficit/ hyperactivity disorder medication use and academic achievement during elementary school. *Pediatrics* 123: 1273–1279.

Schoenberg, P. L., S. Hepark, C. C. Kan, H. P. Barendregt, J. K. Buitelaar, and A. E. Speckens. 2014. Effects of mindfulness-based cognitive therapy on neurophysiological correlates of performance monitoring in adult attention-deficit/hyperactivity disorder. *Clinical Neurophysiology* 125: 1407–1416.

Sciberras, E., K. Mueller, D. Efron, M. Bisset, V. Anderson, E. Schilpzand, B. Jongeling, and J. Nicholson. 2014. Language problems in children with ADHD: A community-based study. *Pediatrics* 133:793.

Singleton, O., B. K. Hölzel, M. Vangel, N. Brach, J. Carmody, and S. W. Lazar. 2014. Change in brainstem gray matter concentration following a mindfulness-based intervention is correlated with improvement in psychological well-being. *Frontiers of Human Neuroscience* 8: 33.

Spencer, T. J., A. Brown, L. J. Seidman, E. M. Valera, N. Makria, A. Lomedico, S. V. Faraone, and J. Biederman. 2013. Effects of psychostimulants on brain structure and function in ADHD: A qualitative literature review of magnetic resonance imaging–based neuroimaging studies. *Journal of Clinical Psychiatry* 74: 902–917.

Stahl, B., and E. Goldstein. 2010. *A Mindfulness-Based Stress Reduction Workbook. Berkeley*, CA: New Harbinger.

Stony Brook University. 2014. What is keeping your kids up at night? Powering down at night will help young students power up during the day. Accessed November 2, 2014.

Swing, E. L., D. A. Gentile, C. A. Anderson, and D. A. Walsh. 2010. Television and video game exposure and the development of attention problems. *Pediatrics* 126: 214–221.

Wolraich, M. L., E. W. Lambert, A. Baumgaertel, S. Garcia-Tornel, I. D. Feurer, L. Bickman, and M. A. Doffing. 2003. Teachers' screening for attention deficit/ hyperactivity disorder: Comparing multinational samples on teacher ratings of ADHD. *Journal of Abnormal Child Psychology* 31(4): 445–455.

Zentall, S. S., K. Tom-Wright, and J. Lee. 2013. Psychostimulant and sensory stimulation interventions that target the reading and math deficits of students with ADHD. *Journal of Attention Disorders* 17: 308–329.

Zylowska, L., D. L. Ackerman, M. H. Yang, J. L. Futrell, N. L. Horton, T. S. Hale, C. Pataki, and S. L. Smalley. 2008. Mindfulness meditation training in adults and adolescents with ADHD: A feasibility study. *Journal of Attention Disorders* 11: 737–746.